血管指圧で血流をよくし、身心の疲れをスッと消す！

秘伝！即効のセルフ動脈指圧術

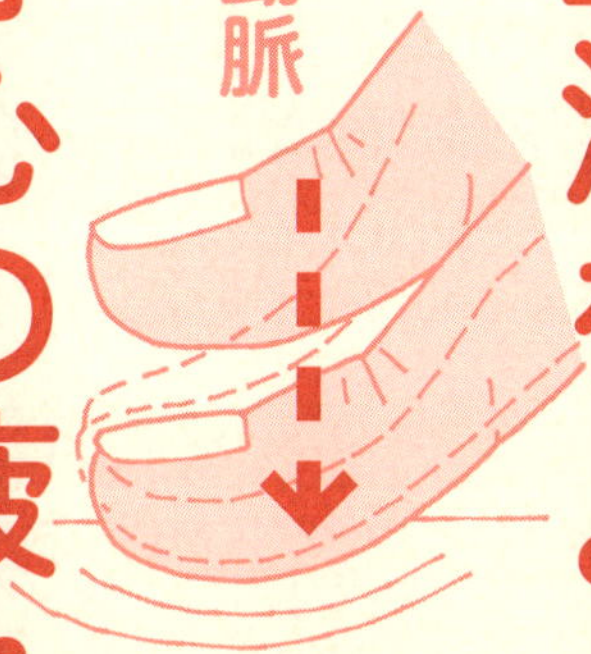

指圧師 浪越 孝

さくら舎

はじめに

巷《ちまた》にはさまざまな疲労回復術があふれています。どれを選ぶべきか、悩ましいほどです。

もし、「肩がこる」「腰が痛い」というような具体的な局所症状から、「身体がだるくてやる気がしない」「たっぷり寝たのに疲れがとれない」「何となく不調」というような全身の不快感まで、たったひとつの方法ですべて解消できるとしたら？

しかも、お金も時間もかけず、簡単にできて即効果のある回復術があるとしたら？

「そんな夢みたいな方法あるはずない」という声も聞こえてきそうですね。

でも、「動脈指圧」なら、それができるのです。

脳や筋肉など、私たちの身体はすべて小さな細胞が集まって構成されています。その細胞のひとつひとつに酸素と栄養を送り届け、細胞の活動によってできた老廃物や疲労物質を回収しているのは血液です。

つまり、心身の健康の源は血液循環であり、その血液循環を促すカギとなるのが動脈です。

指圧で動脈を軽く刺激すると、それだけで血管を取り巻く血管拡張神経が反応して血流が促されます。結果、すみやかに全身にエネルギーチャージが行われ、同時に痛みや疲れの「もと」が排除されます。

一般的なマッサージは静脈やリンパ管を刺激するものが主流ですが、心臓から直接血液を運ぶ動脈を刺激する動脈指圧のほうが、末端の静脈や心臓とつながっていないリンパ管を刺激するより、はるかに効率がよく確実です。

たとえば、肩や腰のこりや痛みは、同じ姿勢を続けるなどして筋肉が縮んで固まり、筋肉内を走る血管が圧迫されて血流が悪化し、疲労物質などが蓄積することで起こります。

「やる気がしない」「ぼーっとする」ようなときも、脳への血流が悪くなって神経細胞のネットワークがうまく働かなくなっています。つまり、肩がこるのも、やる気がしないのも、もとを正せば血流不足という同じ原因から起こる症状です。だから、「動脈指圧」という同じ手法で解消することができるのです。

また、全身をめぐる動脈は、数本の大きな血管から次第に枝分かれしているので、大きな血管を刺激すれば、末端への血流も自然に促されます。

したがって、軽い肩こりや頭痛程度なら、肩や首をあちこちおさなくても、肩や頭に血流を送り込んでいる首（前頸《ぜんけい》部）の動脈を指圧するだけで十分効果を得られます。

ちょっとしたむくみなら、ふくらはぎを丹念にマッサージしなくても、下半身の血流の関所である脚のつけ根（鼠《そ》蹊《けい》部）の動脈を指圧するだけでいいのです。この２つの指圧ポイントに、肝臓や腎臓など内臓への血液提供を担う腹部大動脈を刺激するおなかまわりの指圧ポイントを加えれば、全身くまなくケアできます。

指圧の目安は、１カ所につき1分、３カ所で3分。これだけで、全身の不快な症状を解消し、いつも元気でいられます。

まずは、いますぐ首の指圧をしてみてください。

本書を読みながらでも簡単にできます。

頭がスッキリして、目がよく見えるようになっていませんか。動脈指圧の効果はそれほど優れています。

「気持ちいいからもっとやりたい」という人や、腰痛や頭痛など慢性的な痛みを抱えている人は、目的に応じたパーツ別の指圧をプラスしてください。効果をさらに実感できます。試した人から、どんどん元気体質に！

あなたも日々の生活に「動脈指圧」を取り入れて、健康で意欲的な人生を送ってください。

浪越《なみこし》　孝《たかし》

目次◉血管指圧で血流をよくし、身心の疲れをスッと消す！

第1章
おすだけで即効果！
いますぐ元気になる「指圧」の力

第2章

人生の質が劇的に向上！
1日3分、3ヵ所のセルフ動脈指圧術

第3章

気になる痛みや不快感解消！
症状別ピンポイントセルフ動脈指圧術

血管指圧で血流をよくし、身心の疲れをスッと消す！

——秘伝！　即効のセルフ動脈指圧術

第1章

おすだけで即効果！
いますぐ元気になる
「指圧」の力

整体、整骨、足ツボ、カイロ……どこへ行く？

「肩がこって首をまわすのもつらい」

「寝ていても目がさめるほど、腰が痛む」

「足がパンパンにむくんで、靴が入らない」

そのようなつらい症状があるときに、自分ではどうしようもなくて、プロの手を借りようと考える人は多いと思います。そのときに、「では、どこに行けばいいの？」と悩む人もまた、多いのではないでしょうか。

足ツボ療法、リフレクソロジー、カイロプラクティック、マッサージ、整体、整骨、あん摩、ハリ……。身体のケアをしてくれる場所はいろいろあります。しかし、その違いを理解している人は、驚くほど少ないようです。

たとえば、あなたは「整体院」と「整骨院」の違いをご存じでしょうか？

答えは、国家資格があるか、ないかです。つまり、整骨院で施術を行うには、「柔道整

	必要な国家資格	保険
整骨	柔道整復師	○
整体	×	×
足ツボ	×	×
リフレクソロジー	×	×
カイロプラクティック	×	×
鍼灸	はり師、きゅう師	○
指圧	あん摩マッサージ指圧師	○*

身体ケアに必要な資格と保険適用　　＊医療費控除の対象になる。

復師」という国家資格が必要ですが、整体はきちんとした資格がなくても行うことができます。

ちなみに、「鍼灸《しんきゅう》院」でハリやお灸を行うにも「はり師」「きゅう師」という国家資格が必要です。一方、カイロや足ツボ療法、足裏マッサージ、リフレクソロジーなどは、日本ではいわゆる民間療法に該当し、きちんとした資格がなくても施術を行うことができます。

そして、「指圧師」として施術を行うには、「あん摩マッサージ指圧師」という国家資格が必要です。

国家資格の必要な施術と、そうでない施術

との違いは、簡単に言えば、医療費控除の対象になるかどうかです。控除の対象になるということは、公的に「治療効果がある」と認められている証と言えるでしょう。

指圧は本能的な癒やしの手法

指圧師として施術を行うには、「あん摩マッサージ指圧師」という国家資格が必要だと述べました。

それでは、「あん摩」「マッサージ」「指圧」には、どのような違いがあるのでしょうか？

まず、いずれも「手技療法」に属するという点では共通しています。手技療法とは、手以外の脚や腕、あるいはハリや灸などの道具や器械などをいっさい使わずに、手指のみで行う治療法のことです。

私たちは、身体のどこかが痛かったり、しびれたりすると、自然にその部位に手を当てて、なでたり、おしたり、さすったりして自分で症状を緩和しようとします。いわゆる

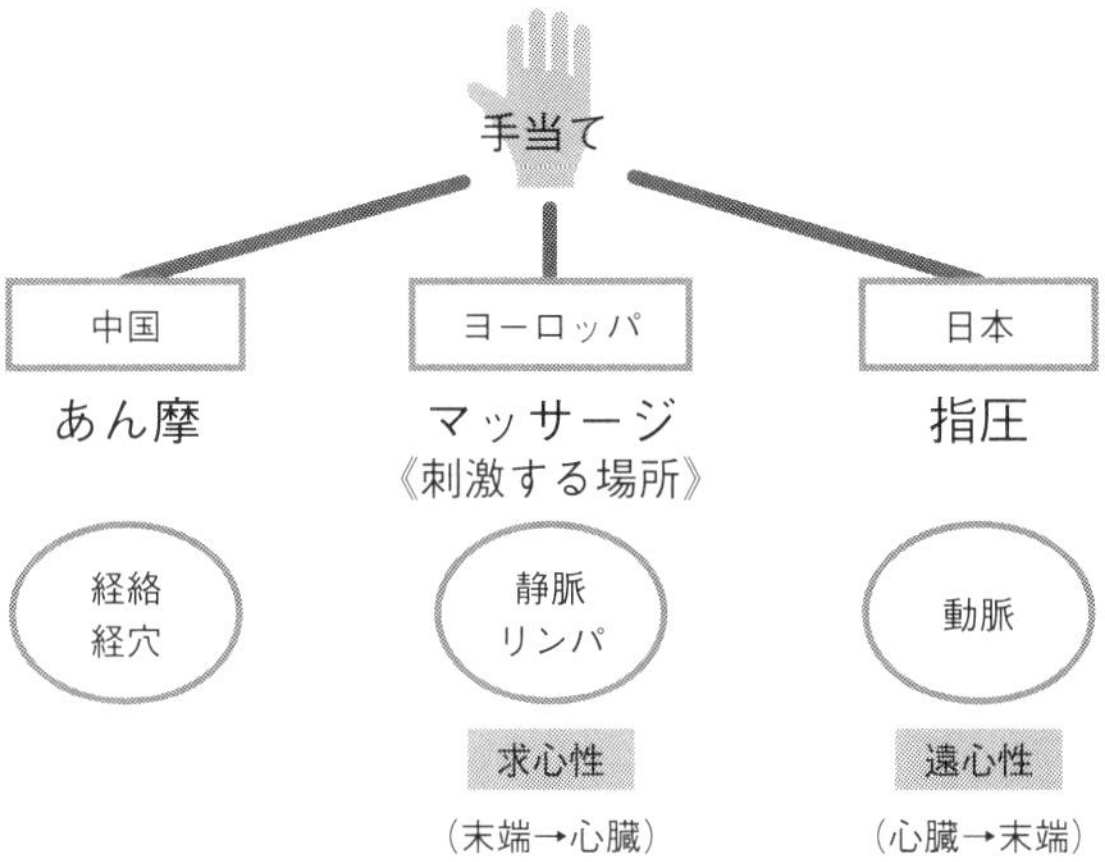

あん摩・マッサージ・指圧の違い

「手当て」という癒やしの方法を、本能的に知っているのです。

その「手当て」が、中国では「あん摩」に、ヨーロッパでは「マッサージ」に、日本では「指圧」にと、治療技術として発展し、確立されていったのです。

それぞれの違いについて、もう少しお話しします。

中国生まれの「あん摩」は、中医学の経絡《けいらく》（気血というエネルギーの通り道）・経穴《けいけつ》（いわゆるツボ。経絡上にあるリンパ節のようなもの）の理論に基づいて、体をもんだり、こねたり、たたいたり、震わせたりすることで、気血の流れを正すという手技です。

一方、ヨーロッパで広まった「マッサージ」は、手足など身体の末端から心臓に向かって、身体をなでたりさすったりしながら、おもに静脈血やリンパ液を促します。

たとえば、女性に人気の高いリンパマッサージや足裏マッサージ、話題になったふくらはぎマッサージなど、「マッサージ」と名のつくもののほとんどは、末端から心臓に向かう「求心性」操作によって静脈血やリンパ液を促すという手法です。

これに対して、日本で発展した「指圧」は、その名前の通り、手指で決められたポイント〈バイタルポイント〈指圧点〉〉をおしながら、動脈血の流れを促します。

そうです。指圧の最大のポイントは、「動脈」を刺激することにあるのです。心臓から送り出される動脈血の流れを促すため、「遠心性」といって心臓に近い部位から始めて、次第に遠いところをおしていくのも、指圧の大きな特徴です。

「動脈血」を促し、即攻効果

多くの療法が静脈やリンパを刺激するのに対して、指圧のもっとも大きな特徴は、動脈を刺激するということです。

なぜ動脈なのか。

それをご理解いただくために、私たちの身体の血液循環のしくみについて簡単にご説明します。

私たちの身体は約60兆個の細胞からできています。脳や神経、心臓や肝臓などの内臓、筋肉、脂肪、血管、リンパ管、そこを流れる血液やリンパ液、さらには皮膚や髪の毛、爪にいたるまで、すべて小さな細胞によって形成されています。

その全身の細胞にエネルギーを与えて活発にし、同時に、細胞の代謝によって生じた老廃物などを回収するのが血液です。血液が循環することで、私たちの生命は維持されているのです。

循環のしくみをもう少し詳しくお話しします。

私たちが口から食べたものの栄養分は、腸から吸収されると血液によって肝臓へと届けられ、そこで身体が吸収しやすいグルコースやアミノ酸などになり、再び血液にのって心臓へと送り届けられます。心臓に届いた血液は、すぐさま肺へと送り込まれ、別のルートで全身の老廃物を回収してきた血液とともに浄化され、新鮮な酸素を受け取ると再び心臓に戻って、豊富なエネルギーに満ちた「動脈血」となります。

フレッシュで栄養たっぷりの動脈血は、心臓のポンプ機能によって、あらためて全身へと勢いよく送り出されると、大動脈から次第に細い動脈へと流れ込み、その先の毛細血管の穴を通して、全身の細胞に栄養と酸素とを分配します。

そうして、身軽になった血液は、今度は、細胞の代謝活動によって生じた老廃物や炭酸ガスを回収して静脈側の毛細血管に入り、「静脈血」に変わります。静脈血は、細い静脈から次第に太い静脈へと流れ込みながら、やがて心臓へと戻ります。そこから、さらに肺へと送り込まれて浄化されると、再びきれいな血液となって心臓に戻り、「動脈血」となります。これが身体の血液循環のしくみです。

血液循環が正常に機能し、動脈血によって身体のすみずみの細胞までフレッシュな酸素と栄養とが供給され続けていれば、私たちはいつまでも若々しく健康でいられます。

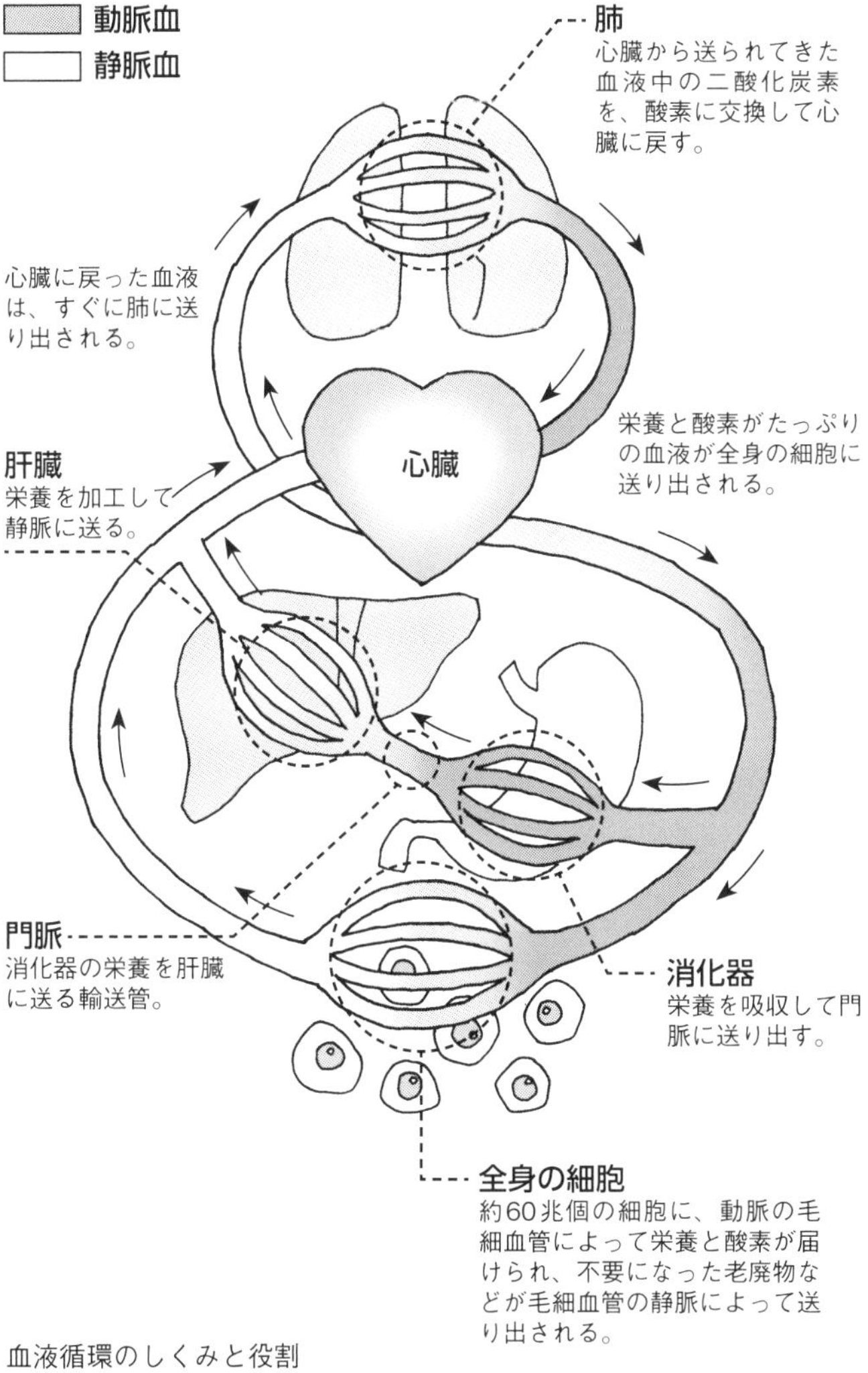

血液循環のしくみと役割

血流がめぐれば老化しない

さて、血液循環は、心臓のポンプ機能ひとつによって動いています。

じつは、そのポンプ機能が正常に働いていても、普段、血液は、全身の血管を等しく満たしながら流れているわけではありません。

というのも、全身の血管をすべてつなぐと約10万キロメートルにもなりますが、血液の量はだいたい体重の12分の1程度しかなく、血管の全容量に対してはるかに少ないのです。

そこで、私たちの身体は、よく働いている細胞にはたくさん血液を送り込み、そうでないところには、あまり流さないようにしています。たとえば、食事をしたあとには眠くなるものですが、これは、食べたものを消化するために、一時的に血液が胃腸に送り込まれ、脳にまわる血液量が減るためです。

ですから、あまり身体を動かさないでいると、動かしていない部分、つまり働いていない細胞への血流が悪くなって栄養不足に陥り、代謝が低下し、不調が起こります。

たとえば、パソコンの画面をじっと見つめたまま同じ姿勢を続けていると、肩や首がこります。これは首や肩を動かさないためにその部分の細胞への血流が悪化し、代謝が低下して老廃物である疲労物質が溜まって起こる現象です。

このような細胞の栄養不良状態が長く続くと、細胞そのものが衰えて、やがて死んでしまいます。

日頃からあまり歩かない生活をしていると、脚の筋肉がだんだんと衰えて、次第に歩いたり階段を上ったりするのが大変になり、やがて歩けなくなってしまうのです。同じ現象があまり笑わないことで顔面で起これば、表情筋や皮下組織などが衰えて肌がたるみ、シワが増えます。

ですから、老化を防ぎ、元気な若々しさを保つには、身体のすみずみまで新鮮な血液をめぐらせて、全身の細胞に栄養と酸素を与えることが大事です。

そこで重要になってくるのが、運動です。

運動をすると、身体のあちこちの細胞が活性化するので血液が必要になります。すると、心臓は全身にくまなく血液を送るために、血液を素早く回収して素早く送り出そうとポンプ機能を高めます。

また、細い血管は筋肉の中を走っているので、筋肉が動くとその圧が血管に伝わり、血管の収縮運動が促されて、さらに血流がよくなります。

適度な運動を続けている人が、いつまでも若々しくいられるのは、このように良好な血液循環を維持し、細胞に栄養と酸素が行き渡っているからです。

1分で運動効果が得られるセルフ指圧

元気で若々しい身体を維持するには、運動をするのが大切です。

とはいえ、「仕事や家事に追われて毎日運動をするのは難しい」という人や、「運動は嫌い」という人もいらっしゃるでしょう。

そこで、「動脈指圧」の登場です。指圧をすると、運動と同じような血流促進の効果を得られるのです。

さて、どうして身体をおすだけで、運動したことになるのでしょうか。理由をご説明しましょう。

まず、ホースで水まきをするときのことを思い出してみてください。水が出てくるホースの先を、ぐっと指でおさえると、水の勢いが増します。これは、「ベンチュリ効果」といって、管の中を流れる水の量が一定のときに、管を絞って流れる面積を狭くすると、流れの速さが増すという物理の原理です。指圧によって動脈の血管をおすと、この原理と同じことが起こって、血流がよくなります。

また、動脈の表面には、血管を拡張させる神経と収縮させる神経がとりまいています。指圧によって皮膚の上から動脈をおすと、血管を拡張させる神経が刺激を受けて、血管を拡げて血液量を増やす作用を持つ物質を分泌します。

指圧は、この2つの効果によって、動脈血の流れを促進することができるのです。

通常、心臓から送り出された血液が、全身の血管をめぐって再び心臓に戻ってくるまでに約1分かかりますが、指圧によって血流の勢いが増すと、それより短い時間で、全身に血液を行き渡らせることができると考えられます。

運動をするには、それなりに準備や時間がかかりますが、自分で行う指圧、「セルフ指

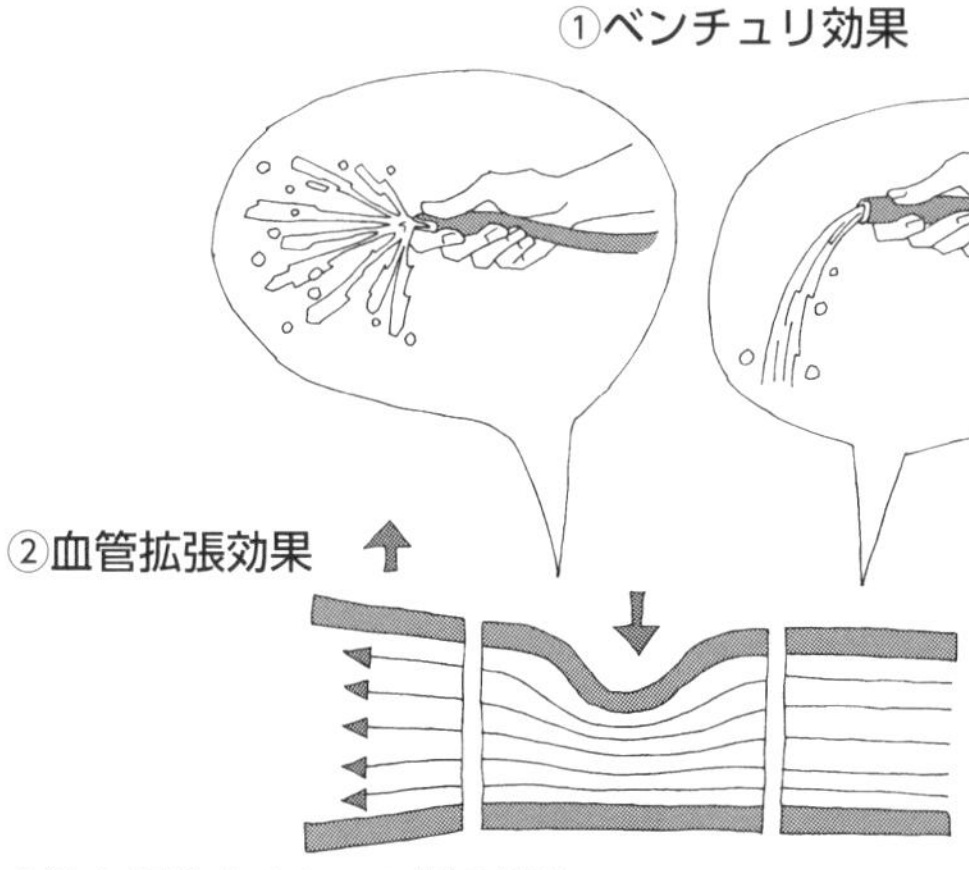

血流を促進する２つの指圧効果

圧」なら道具も必要ないので、いつでもどこでもできます。また、工程も少ないので、わずか1分もあればできるのです。

たった1分で、運動をしたのと同じような効果を得られるのですから、これほど便利なケア法はないでしょう。

動脈指圧で静脈血もリンパ液も流れ出す

栄養や酸素を分配する動脈血が身体のすみずみまで流れていれば、私たちは若々しく健康でいられます。

ですが、もしも、血管が詰まるなど何らか

の理由で動脈血の流れが滞ってしまうと、細胞は栄養不足と酸欠に陥ってみるみる働きが衰え、やがて死んでしまいます。

指圧は、この動脈血の通り道である血管（動脈）をおすことで、動脈血の流れを助け、全身の細胞へのエネルギー補給がより素早くスムーズに行われるように促します。

わかりやすく言えば、指圧は、各細胞に栄養を与えて活性化する療法です。細胞を元気にすることで、身体に本来備わっている自然治癒力の働きを引き出し、健康を増進させます。

ですから、静脈やリンパを刺激することで老廃物や毒素を取り除くことだけを目的とする施術法より即効性があり、身体のリカバリーが速いのです。

それだけではありません。

動脈と静脈とは、毛細血管を介してつながっていますから、川上に当たる動脈の流れを指圧によって促進することで、川下に当たる静脈の流れもよくなります。つまり、指圧を行えば、自然に静脈血も促され、老廃物も素早く取り除けるわけです。

リンパ液は、細胞の活性化、免疫力アップ、関節の動きをよくしたりコレステロールの代謝を高めたりしています。そのリンパ液の液体成分であるリンパ漿《しょう》は、動脈側の毛細血管から細胞の間にしみ出して働きます。ということは、動脈を刺激すれば、リンパの働きもよくなるということなのです。

また、リンパ管には血管のようなポンプ機能がありません。リンパ管のまわりの筋肉の収縮運動の圧を受けて、リンパ液を流しています。多くのリンパ管は動脈に沿って走っているので、指圧をして動脈の収縮運動が高まると、血管の圧がリンパ管にも伝わって、リンパの流れがよくなります。

もちろん、指圧によってリンパ管周辺の筋肉も刺激されて収縮運動を高めるので、リンパの流れはさらによくなります。

このように、指圧によって動脈血の流れがよくなると、それに促されて静脈血の流れもよくなり、同時にリンパの働きもよくなります。その結果、乳酸や炭酸ガスなどの疲労物質がすみやかに排出され、全身の細胞の代謝活動が高まって元気になります。

つまり、指圧によって、静脈やリンパマッサージの効果も得られるわけで、まさに一石三鳥の有効な療法と言えます。

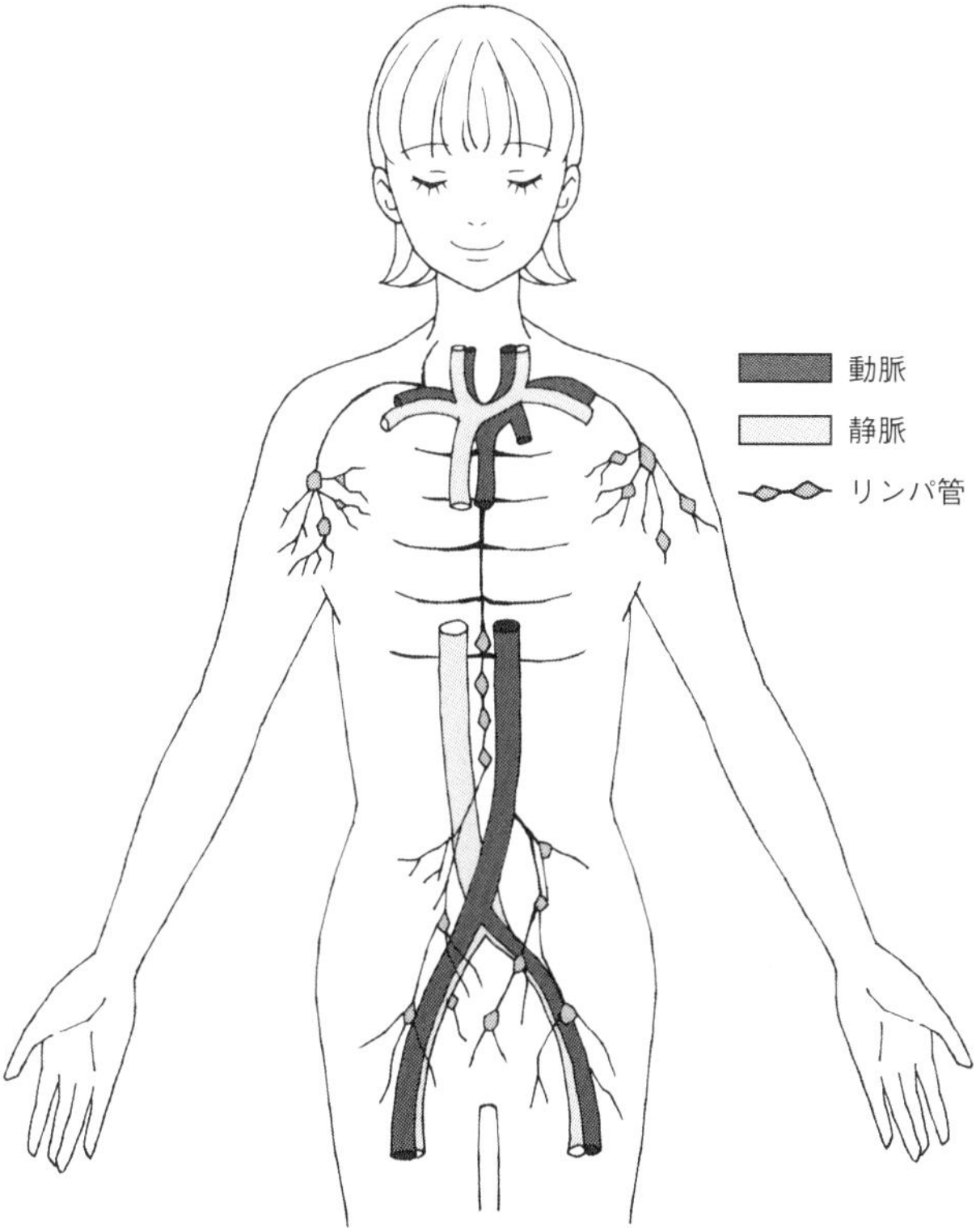

多くのリンパ管は動脈に沿って走っているので、
動脈指圧でリンパの流れが活性化する。

しかも、指圧は、もんだりこねたりしないので、いわゆる「もみ返し」もきません。エステを受けたあとにまれに「顔がむくんだ」という声を聞いたことがありますが、静脈血やリンパ液の流れを促すだけでは、かえってむくんでしまうことがありますが、指圧はむくむこともありません。

施術による副作用が少ないことも、指圧の大きな利点と言えるでしょう。

自律神経やホルモンのバランスも整う

「とくに理由は思い当たらないのに、何となく体調が悪い」と感じることは、誰にでもあると思います。

そのようなとき、自律神経のバランスが乱れていることがよくあります。

私たちは、自分の意思で手足を動かすことができますが、心臓や胃腸を動かしたり、血液を流したり、栄養を吸収したりすることはできません。このような人間の生命活動に関わる身体の機能は、自律神経によってコントロールされています。

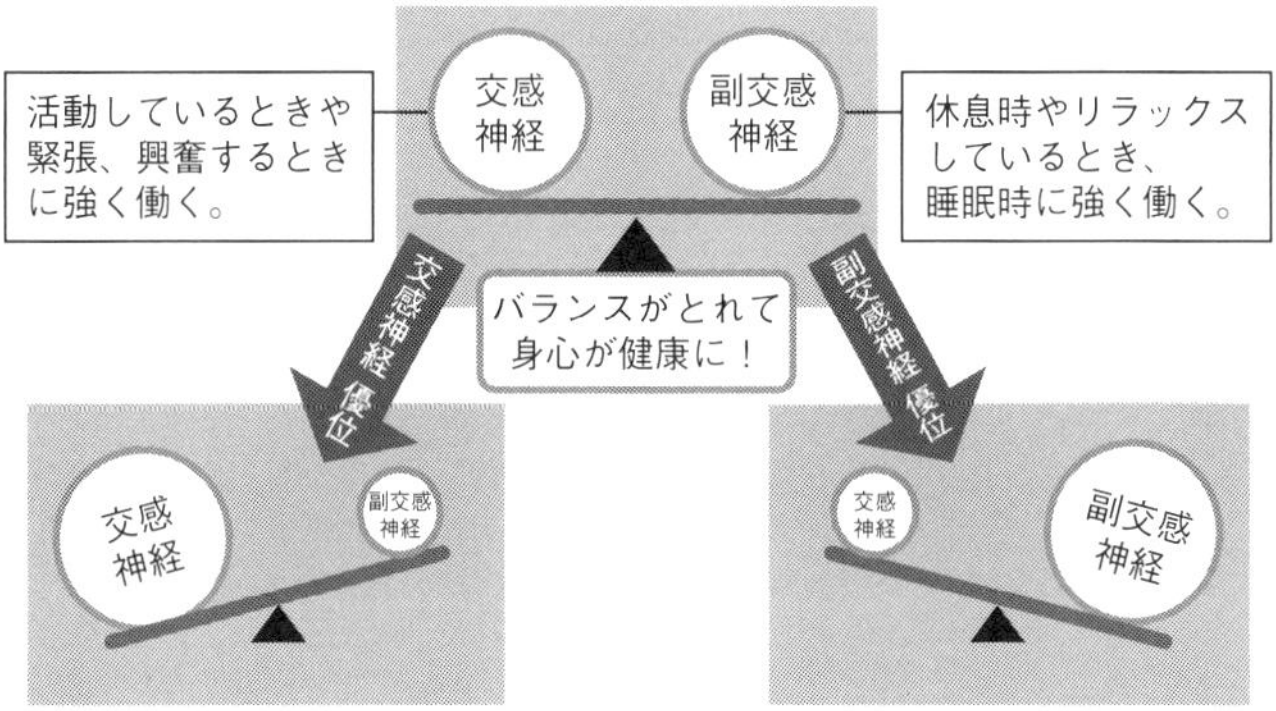
活動しているときや緊張、興奮するときに強く働く。
交感神経
副交感神経
休息時やリラックスしているとき、睡眠時に強く働く。
交感神経優位
バランスがとれて身心が健康に！
副交感神経優位
交感神経
副交感神経
交感神経
副交感神経
ストレス、イライラ、不眠、不調など
疲れ、落ち込み、眠気、うつなど

自律神経には、昼間活動しているときにおもに働く交感神経と、夜寝ているときやリラックスしているときにおもに働く副交感神経とがあり、2つの神経には拮抗《きっこう》作用があります。たとえば、交感神経は目の瞳孔《どうこう》を拡大するように働き、副交感神経は収縮するように働くという具合です。ほぼ反対の働きをすることで、各器官の調整を行っているのです。この2つの神経のスイッチがうまく切り替わることで、私たちの身体はベストな状態を保っています。

ところが、夜更かしが続くなど生活のリズムが乱れたり、仕事や人間関係のトラブルなどで過度のストレスを受けると、2つの神経の働きのバランスが崩れてしまいます。すると、身体のバランスも崩れて、夜眠れなくなったり、イライラしたり、憂鬱《ゆううつ》になったり、疲れやすくなったりと、さまざまな変調をきたします。

指圧は、そうした自律神経の乱れを整え、バランスを維持するのにも非常に有効です。自律神経は動脈に沿って走っているので、指圧をすると、それだけで自律神経が刺激されて活発に働くようになり、自然にバランスがとれてくるからです。

さらに、指圧で自律神経を整えることで、ホルモン分泌のバランスもよくなります。

ホルモンは、下垂体や甲状腺などで作られ、血液によって各器官に運ばれ、細胞の働きを調整しています。ホルモンの量は、多すぎても少なすぎても、体調不良をもたらします。

ホルモンは自律神経と同じ脳の視床下部からの指令を受け、自律神経と共同して働いています。そのため、お互いに影響を受けやすいのです。

これはすなわち、指圧によって、自律神経とホルモンの両方のバランスを一気に整えることが可能だということを意味します。

全身の指圧ポイントのなかでも、首の前側は、自律神経のバランスを整えるのに極めて有効なポイントです。

「ちょっと体調が悪いな」と感じたら、首の前側をサッと指圧する。

これだけで、全身の生理作用が整い、「いつも元気」な状態でいられることが期待できるのです。

動脈指圧で全身が若返る

動脈指圧には、動脈そのものを若返らせて、血管の病気を防ぐ効果もあります。

大きな動脈の血管の壁は、おもに弾力性のあるネット状のコラーゲン組織でできています。年とともに、このネット状の組織に、血中のコレステロールや中性脂肪などがへばりついて柔軟性が失われると、血管壁は硬くなり、もろくなってしまいます。これが動脈硬化です。

血管が老化して硬くなると、血管の感度が鈍くなって神経からの命令が働きにくくなり、血管が十分に拡がらなくなって、血管内を流れる血液に圧力がかかり、高血圧になります。

これが、加齢とともに、血圧が高くなる仕組みです。

さらに、壁にこびりついたコレステロールや中性脂肪によって血管がダメージを受けると、そこから血液が外に漏れないよう血液が固まります。これが血栓です。血栓が壁からはがれて血管内を流れ、脳の動脈で詰まると脳梗塞に、心臓の動脈で詰まると心筋梗塞になります。

指圧は、加齢による高血圧にも有効です。

指圧によって、動脈に外から刺激が加えられると、血管の感度が上がって血管が拡がり、血流がよくなります。そして、コレステロールなどがたまることなくおし流され、フレッシュな血液が流れて栄養に満たされ続けることで、硬くなっていた血管壁もしなやかさを取り戻していきます。

動脈が若返れば、血液の流れはますますスムーズになり、全身へのエネルギー供給も活発になります。

脳、内臓、肌、髪……全身のすべての細胞に栄養たっぷりの新鮮な血液が届いていれば、老化を防ぐことができます。

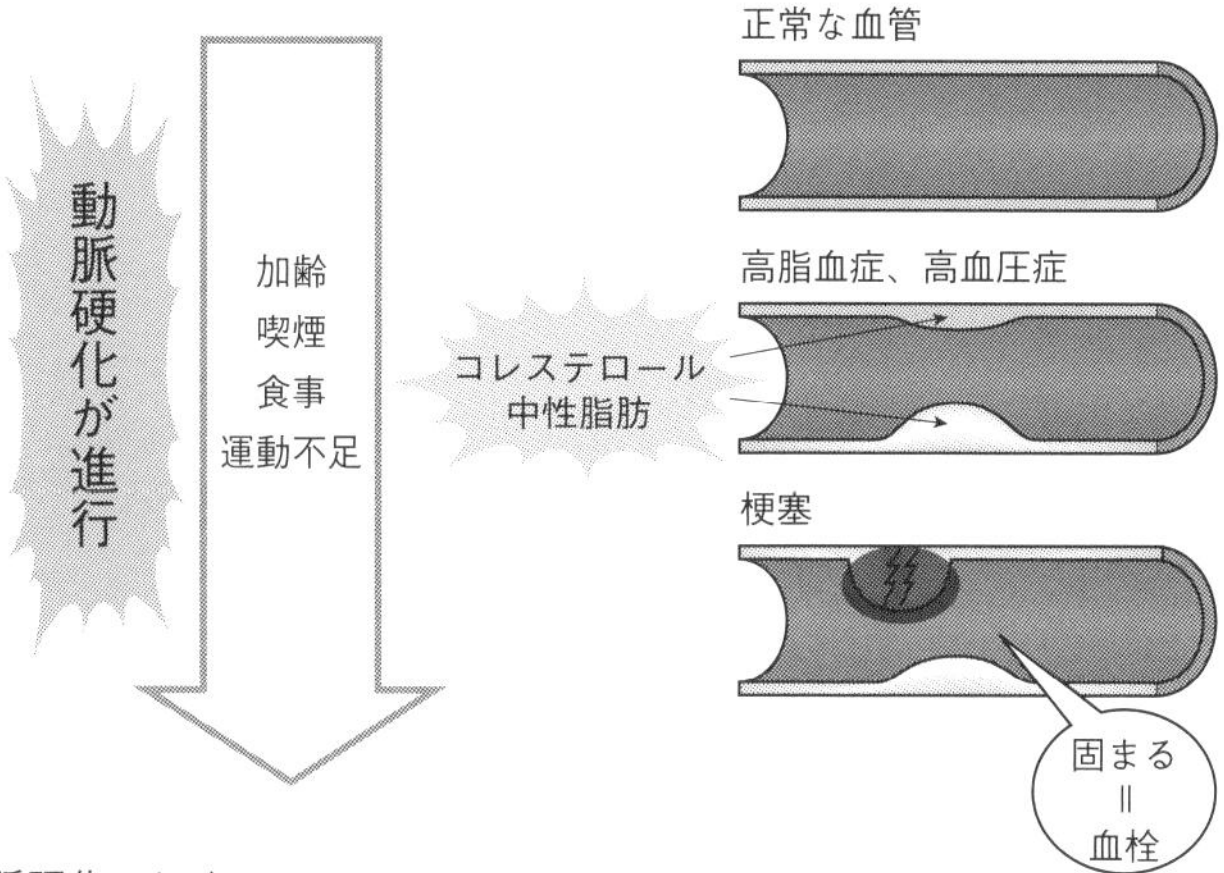

動脈硬化のしくみ

動脈の若返りは、そのまま全身の若返りにつながるのです。

セルフ指圧でボケや認知症予防

「手は外部の脳である」

これは、ドイツの哲学者イマヌエル・カントの言葉です。

実際、手ほど触覚や圧覚が発達していて、きめ細かい感覚を持つ器官はありません。なかでも、指先は極めて敏感で、とくに親指、人差し指、中指の3指は「第2の目」とも言われています。

また、熱い・冷たい・痛い・硬い・柔らか

い……といった指先からの情報は、脳の前頭野にダイレクトに届けられ、そこで処理されます。手は脳の視床下部からの指令によって動きますが、逆に手を動かすことで脳も刺激を受け活発に働くのです。まさにカントの言葉通り「手は外部の脳」と言えるでしょう。

このように、脳と手指の間には密接な関係があります。

指圧によって、手を動かし、指先の優れた感覚をフルに働かせて、筋肉の硬さや柔らかさ、ほてりや冷えなど、身体のさまざまな状態を敏感に感じ取ることは、脳の活性化につながります。

たとえば、細かい作業をする職人やピアニストなど指先をよく使う人はボケにくいと言われますが、セルフ指圧を行うことでも、それと同じような効果を期待できます。

プロの指圧師に施術をしてもらうと、とても気持ちのいいものですが、脳を活性化して老人ボケや認知症の予防効果を得られるのは、自分の指を動かすセルフ指圧だからこそです。わずか1分でも、毎日行えば、脳へのいい刺激になります。

身体の不調もなくなるし、頭もスッキリする。これもセルフ指圧独自の効果と言えるでしょう。

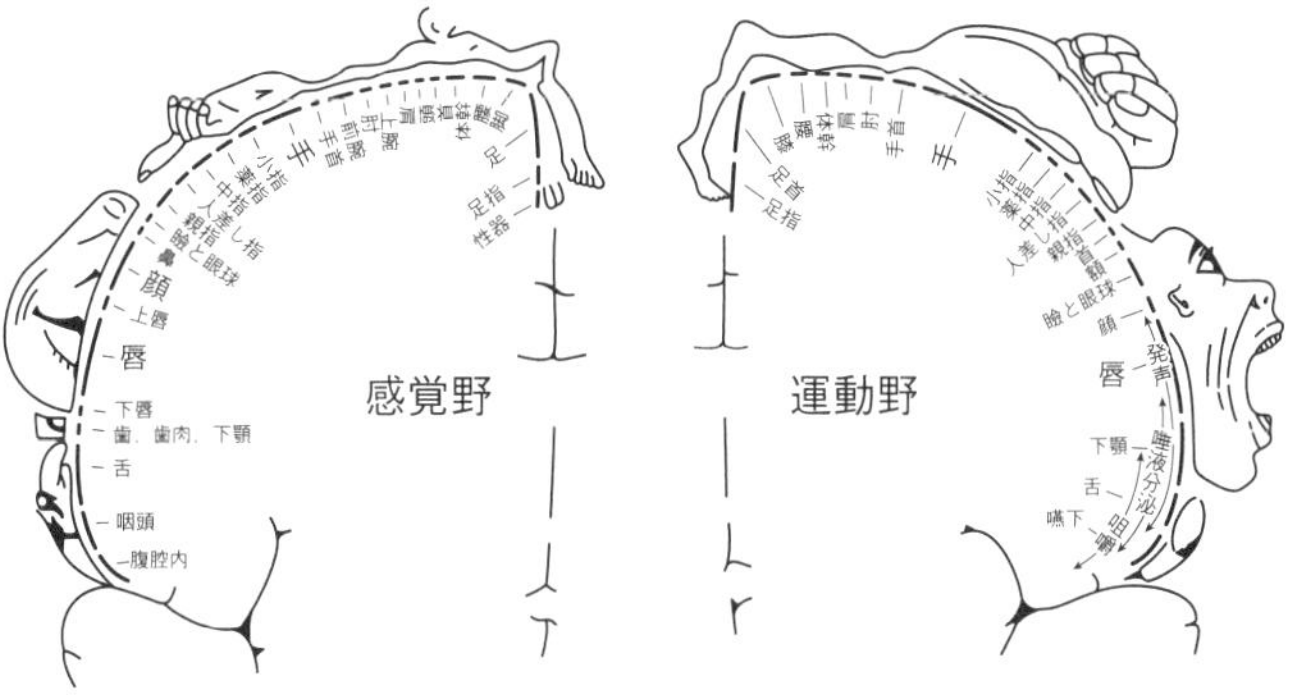

カナダの脳外科医、ペンフィールドらによって作成された脳地図で、
脳は手の情報を扱う領域がもっとも広いことがわかる。

セルフ指圧を習慣にすれば、自分の身体の健康状態を読めるようになり、さまざまな病気の予防や体質改善、体力向上、老化防止、健康長寿に役立つでしょう。

効果絶大！
セルフ指圧の基本ルール

セルフ指圧は、誰がやっても絶大な効果が得られるケア方法です。実際に指圧を始める前に、指圧の基本ルールについて理解しておきましょう。どれも簡単なので、すぐにコツを覚えられます。

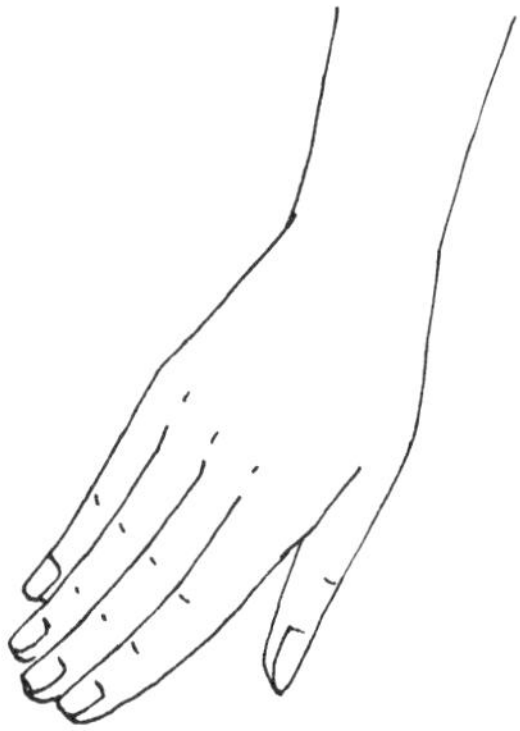

3指で指圧する場合は
4指をそろえる

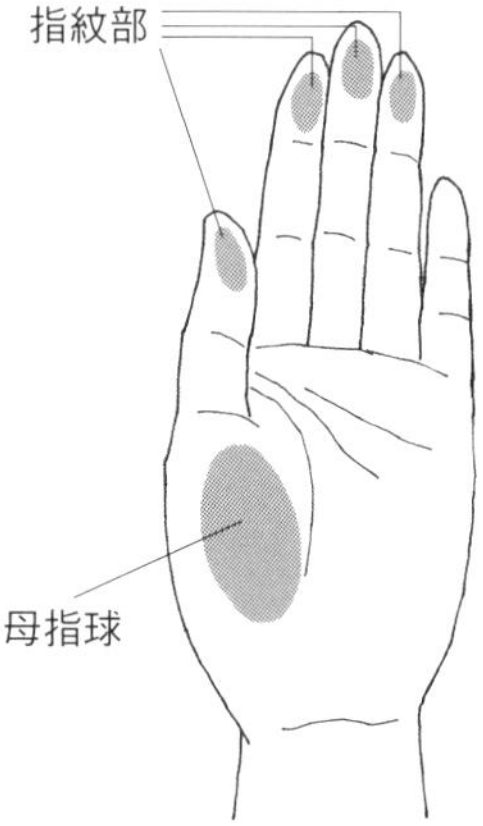

セルフ指圧で使う場所

【ルール1】

指圧は手指だけを使って行います。具体的には、指先の指紋の部分（指紋部）いわゆる「指の腹」と、親指のつけ根の盛り上がった部分（母指球）、そして手のひら全体を使います。

指でよく使うのは、単独では親指、人差し指、中指です。また、人差し指、中指、薬指の3指をそろえて使うこともあります。3指で指圧をする場合、使わない小指も必ず薬指につけて、4指をそろえておきます。小指が離れてしまうと、指圧ポイントに十分な力がかかりません。

親指には、先天的に2つのタイプがありま

ソフトタイプの親指

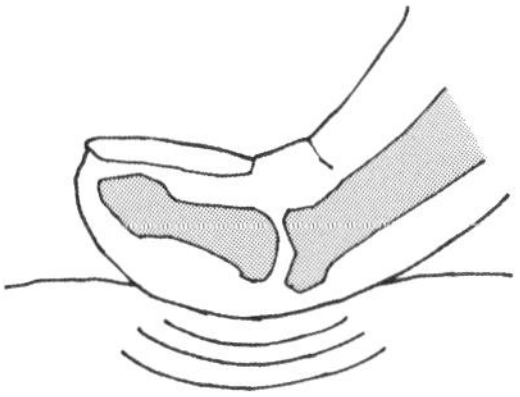

指の関節でおしてはダメ

ハードタイプの親指

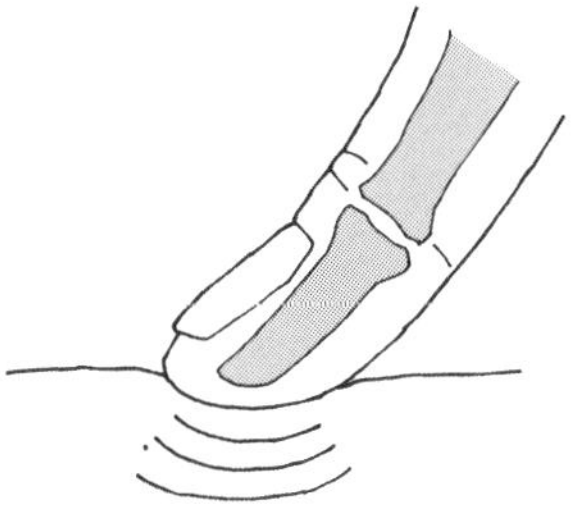

指の先端でおしてはダメ

す。

　しなやかでよく反るソフトタイプ（甘手指型）と、逆に反らないハードタイプ（苦手指型）です。

　ソフトタイプの人は、指紋部でおすときに指が反りすぎて、関節でおしてしまうことがあります。一方、ハードタイプは、指が反りにくいため指の先端でおしてしまいがちです。

　親指はもっともよく使うので、自分の指の型を理解し、意識して指紋部がぴったりつくように、正しくおすことが大切です。

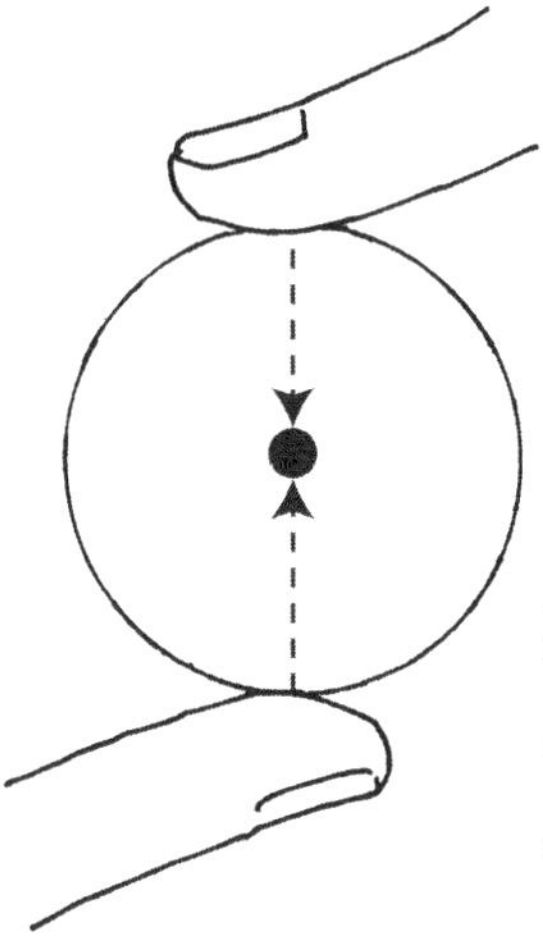

バイタルポイントに指紋部をあて、皮膚に対して垂直におす。身体の深部からおし返す力とバランスがいい力加減をイメージするといい。

【ルール2】

おすのは、全身の体表に定められた部位、「バイタルポイント（指圧点）」です。

動脈には、身体の表面を走っているものもありますが、多くは身体の深部を走っています。皮膚の外側からでは動脈の位置がわからなくても、バイタルポイントに沿っておすことで、筋肉の中や骨に沿って走る動脈を刺激できます。バイタルポイントは、筋肉の位置を目安にすると見つけやすいでしょう。

したがって、バイタルポイントに指を置いたら、身体の深部に向かって、皮膚に対して垂直におすことが大事です。指を斜めにしておすと、力が分散されて、効果が落ちてしまいます。

本書では、49ページでおもなバイタルポイントを示していますので、最初におよその位置を見定めておくとやりやすいでしょう。仙骨部などの例外を除いて、骨をおさないように注意します。

【ルール3】

おす順番も重要です。

「心臓に近いところから、遠いところに向かって」

この「遠心性」が動脈血を促す指圧の原則です。繰り返しになりますが、指圧以外の療法はたいてい、身体の末端から心臓に向かって行われるので、混同しないでください。

たとえば、一般的なふくらはぎマッサージは、足首からひざに向かってマッサージをしますが、指圧では、ひざの裏側から足首に向かってバイタルポイントをおしていきます。

脚や腕のように左右を別々に行うときは、心臓に近い左から先に行います。もし右に痛みがあるような場合には先に始めてもかまいませんが、必ず左も行いましょう。

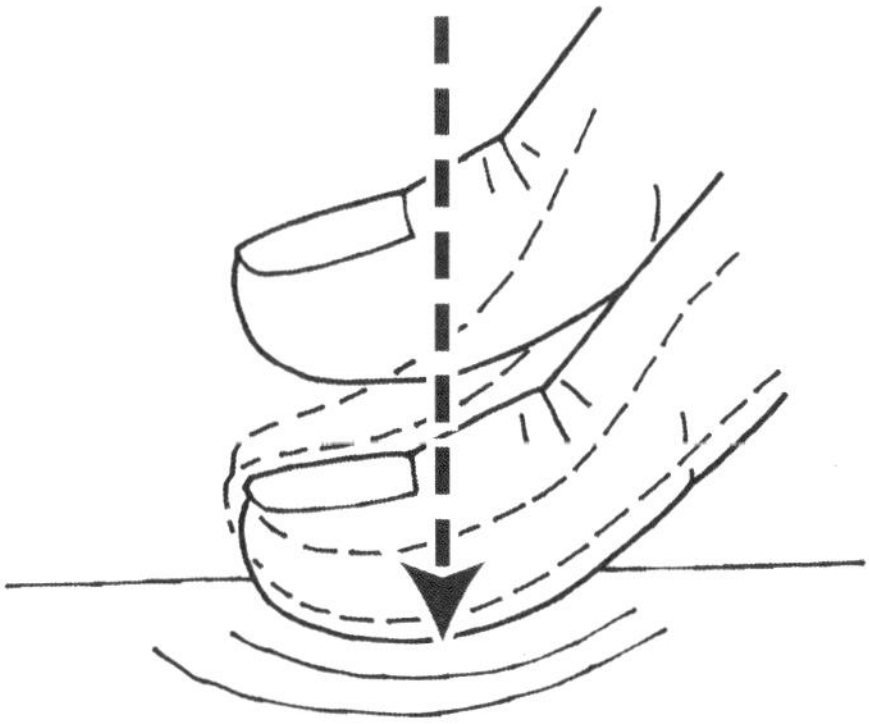

心臓に近いところから、深部に向かって皮膚に垂直にじんわりとおす。

【ルール4】

基本のおし方は、バイタルポイント1点につき3秒3回が目安です。ただし、おす時間や回数などは、バイタルポイントや症状によって変わります。

力の強さは「快圧」です。いわゆる「イタ気持ちいい」と感じる状態では、力の入れすぎ。痛みを感じると、交感神経が緊張して血管が収縮してしまい、逆効果です。

また、初めから圧をかけすぎないこと。おすときはゆっくりと息を吐きながら、柔らかくじんわりと指先に圧をかけ、深部までほぐしていくよう心がけてください。

【ルール5】

手指を痛めないよう、指圧をする前にストレッチをしておきましょう。

手指のストレッチ

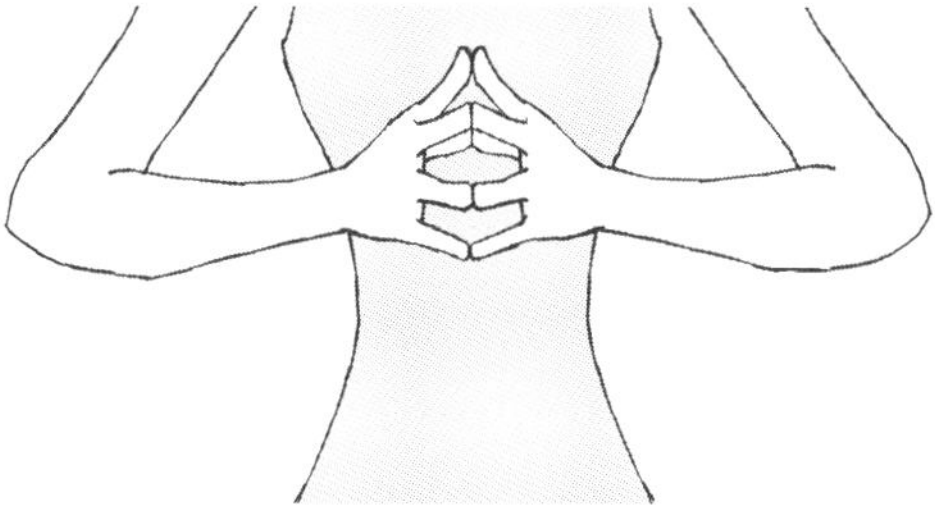

①指を広げて両手を合わせる。

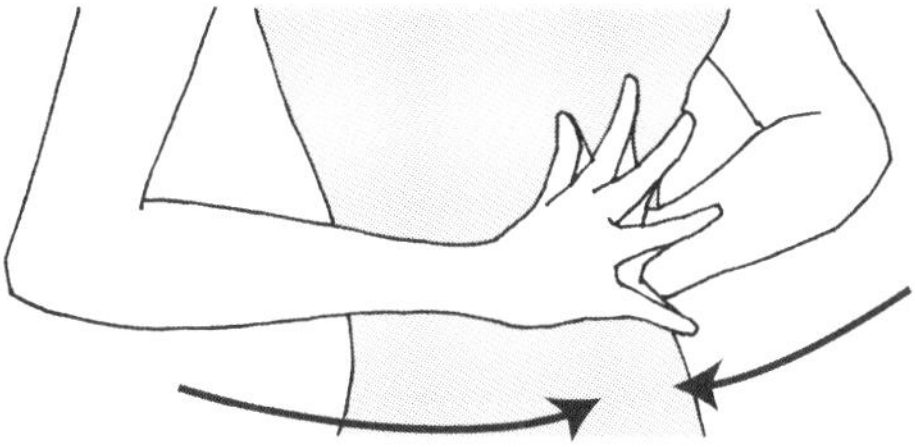

②それぞれの指にグッと力を入れ、10～15秒、強くおしつける。第1関節が曲がらないように注意。

①②を数回繰り返す。

手指と腕のストレッチ

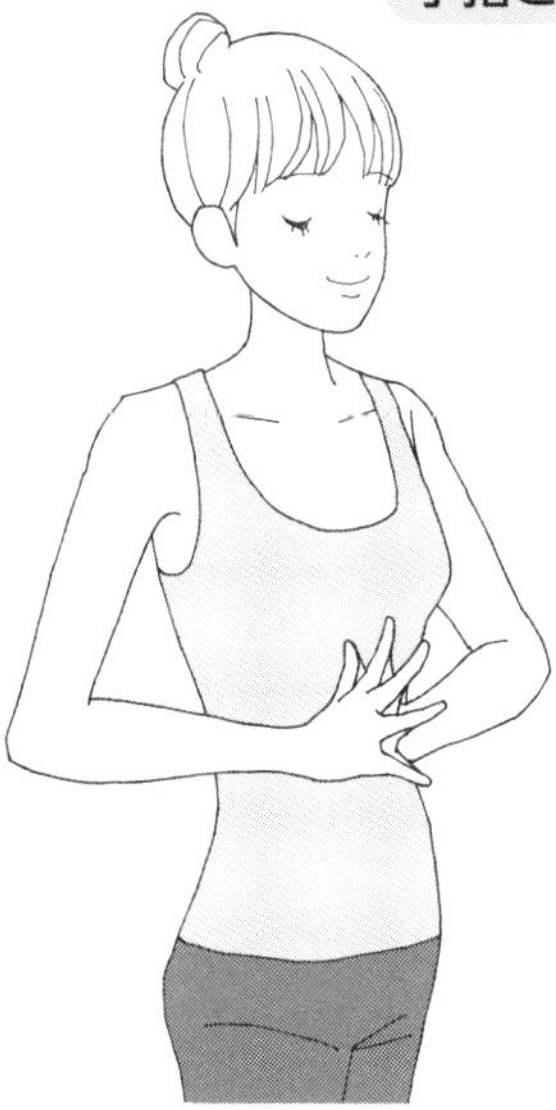

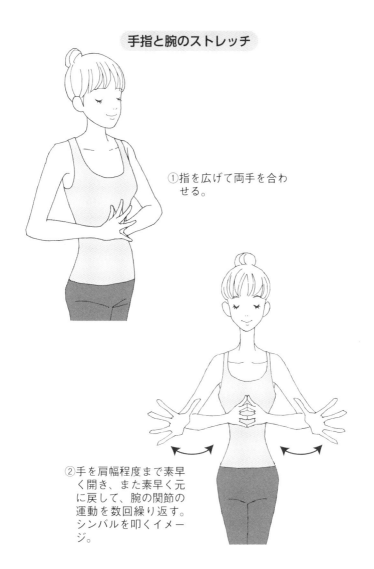

①指を広げて両手を合わせる。

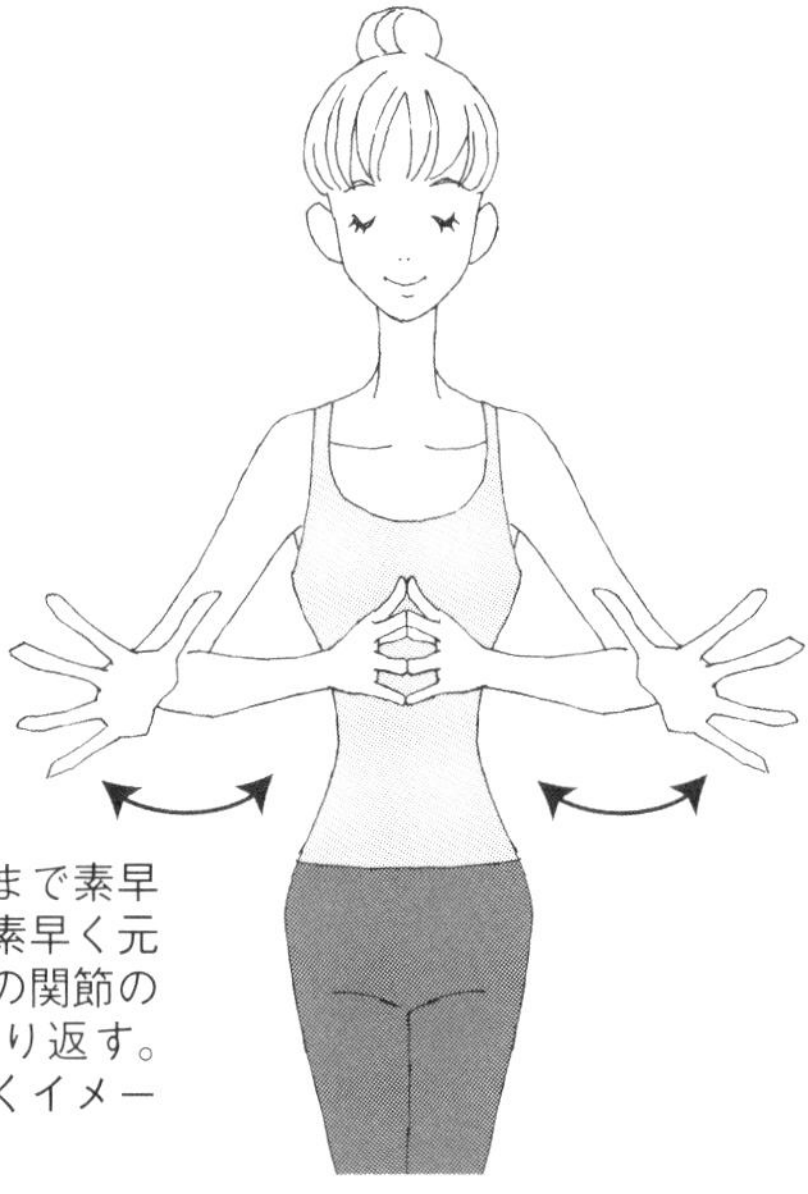

②手を肩幅程度まで素早く開き、また素早く元に戻して、腕の関節の運動を数回繰り返す。シンバルを叩くイメージ。

親指のストレッチ

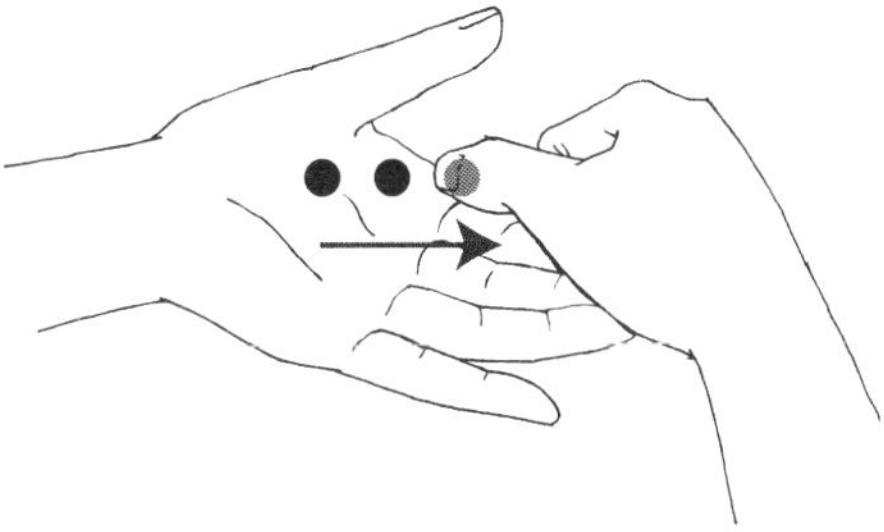

①右手の親指で、左の手のひらの親指のつけ根（母指球部）を、手首側から指をずらしながら３点おす。１点３秒。

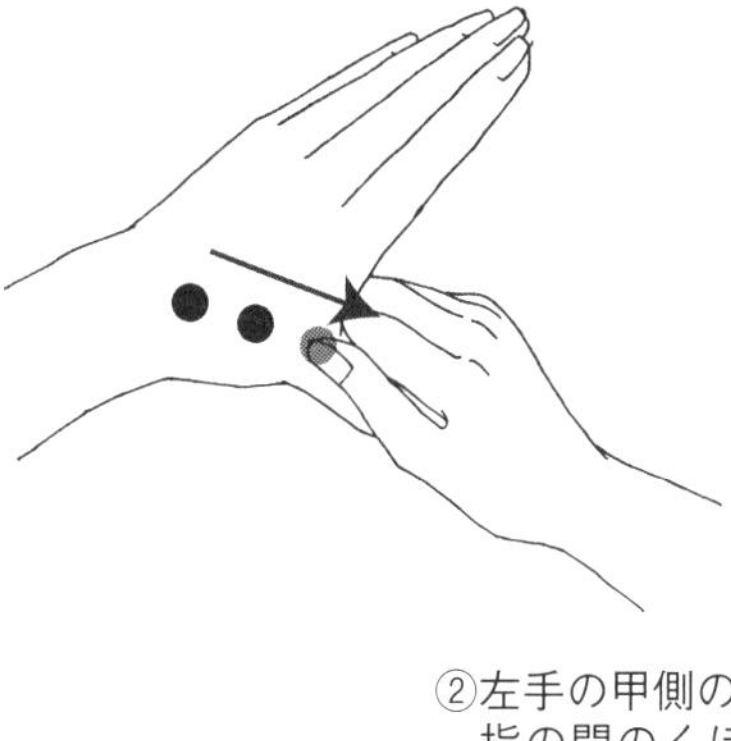

②左手の甲側の親指と人差し指の間のくぼみ（手背部）を手首側から指の股に向かって３点、右手の親指と人差し指ではさむようにしておす。１点３秒。
①②を右手も同様に行う。

手首のストレッチ

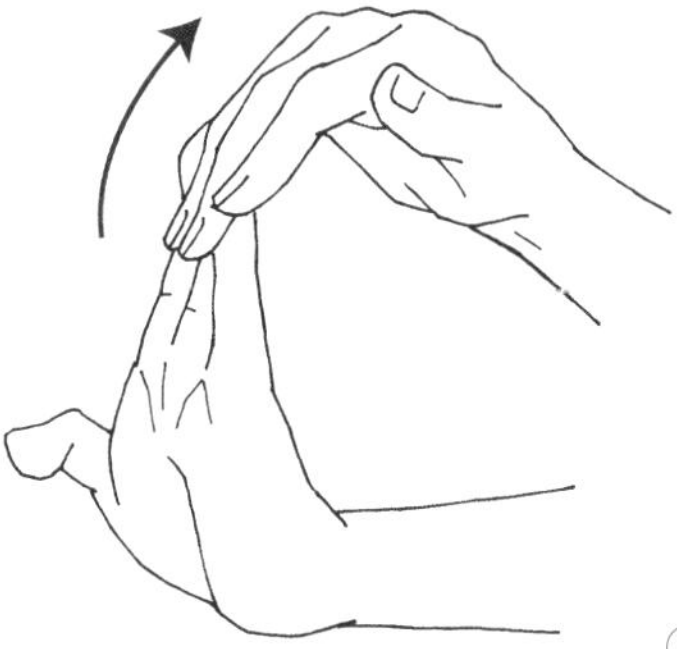

①左手の指先を上にして、手のひらを外に向ける。右手で、左の指先をグッと手前にひく。

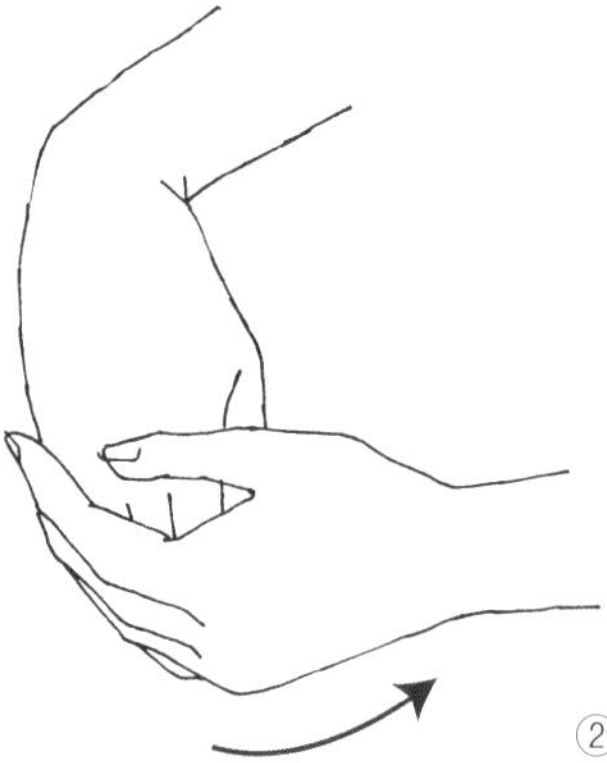

②左手の指を下に向け、右手で、手の甲を手前におす。
①②を数回繰り返し、右手も同様に行う。

バイタルポイントのとらえ方

ルールでご紹介した通り、セルフ指圧では、「位置」と「方向」が大切です。つまり、バイタルポイントを的確にとらえ、そこをまっすぐ、身体の深部に向かって垂直方向におすことで、十分な効果が得られます。

バイタルポイントをはずしていたり、斜めにおしたりしていると、動脈に刺激が届かず、効果がありません。

首や脚のつけ根の動脈のように、身体の表面を走っている動脈のとらえ方は簡単です。皮膚の上から触れると「ドクドク」と脈打っているのを感じられるので、指先で拍動を確認しながら行います。

一方、身体の奥を走る動脈は、表面から触れるだけでは、流れを確認できません。その場合は、バイタルポイントの図を参照しながら、筋肉の位置を目安に実際におしてみて「気持ちいい」と感じるポイントを探してください。そこが、血流が悪くなって筋肉が硬くなり、疲労物質のたまっているところです。

位置と方向がぴたりと合えば、筋膜の中にたまっている乳酸が素早くおし出され、筋肉が柔らかさを取り戻し、血流がよくなります。

これも、やっているうちに慣れてきますから、難しく考える必要はありません。

①むやみにおすのではなく、「ここが気持ちいい」という感覚を意識しながら行うこと。

②そのポイントを体幹の中心に向かってまっすぐにおすこと。おす位置と方向が重要です。

この2点を心がけながらのセルフ指圧は、必ず効き目を実感できます。

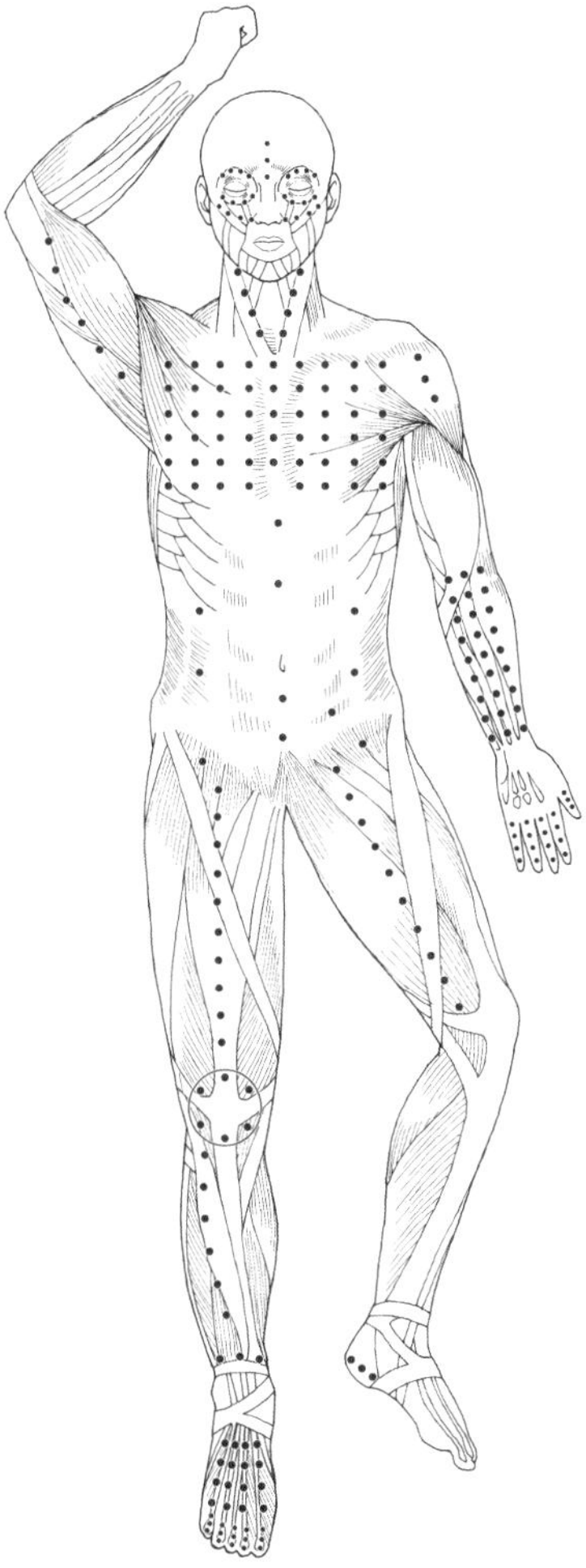

身体のおもなバイタルポイント。ここをおすことで、動脈血を促し、不調を即解決できる。

Column

浪越《なみこし》指圧が世界のShiatsuに

大正14年に始まり、昭和40年代に大ブームとなった指圧の歴史が、今また、大きく変わろうとしています

指圧の創始者は私の祖父の浪越徳治郎《とくじろう》です。

ある程度のご年齢の方なら、日本が高度経済成長をしていた昭和40年代に、テレビの健康番組やバラエティ番組などで、「指圧のこころ母ごころおせば生命《いのち》の泉湧く！」と、満面の笑みで親指を立てていた徳治郎の姿を覚えていらっしゃるかもしれません。

四国の香川県に生まれた徳治郎は、6歳のときに一家の事情で、北海道の小さな村へと移住しました。瀬戸内海に面した温暖な地から厳寒の北海道へ、その急激な生活環境の変化も災いしてか、徳治郎の母はひざや手首、肩、腰など全身の関節の激しい痛みに見舞われるようになりました。今でいう「多発性関節リウマチ」を発症したのです。

しかし、無医村なので医者はいない、薬もないという状況で、徳治郎をはじめ5人の子どもたちは、母を救いたい一心で、交代でその身体をさすったりなでたりし続けました。するとと、あるとき、母が「徳治郎の手がいちばん気持ちがいい」と言いました。そのことにいたく感動した徳治郎は、いっそう看護に身を入れるようになりました。

そして「なでたりさすったりするより、ぐうっとおしてくれるのがいちばん気持ちいい」と言う母の言葉を聞きながら、徳治郎は、硬くなっているポイントや、力の入れ具合などを、自身の手指の感触によって感じ取りながら、調整していきました。そして、とくに筋肉が硬く冷えている腰部を重点的におすことで、症状が緩和することに気づきました。

じつは、この部分の奥には、免疫反応を抑える働きをするコルチゾールを分泌する副腎があります。徳治郎は、看護の過程で副腎とリウマチとの関係に気づいたのです。そのおかげで、母の症状はみるみる好転、ついに「多発性関節リウマチ」を治したのです。

徳治郎は、母の身体を通して、身体をおすことで病気を治せることを学び、その術を体得しました。

それから研鑽《けんさん》を重ね、その術を磨き、やがて「指圧」という日本初の治療・健康法として確立し、大正14年、北海道で指圧治療所を開業しました。

さらに、昭和8年には東京に進出を果たします。東京での徳治郎は、治療に従事するかたわら、指圧治療によってより多くの方の健康をサポートしたいとの考えから、「日本指圧学院」（のちに、厚生大臣認定の「日本指圧学校」）を設立します。指圧の普及と指圧師の育成に努めたことで、それまであん摩と混同されることの多かった指圧が、昭和30年に独自の治療法として法律で認められたのです。

さらに、徳治郎が、指圧の普及活動の一環として昭和43年に初めてテレビに出演すると、たちまち指圧の一大ブームが湧き起こり、一般家庭にまで指圧が知られるようになりました。

そうして、徳治郎が確立した独自の技術を科学的に解明し、世界に広めたのは父の徹《とおる》です。大英辞典「オックスフォード英語辞典」には、「shiatsu」という言葉が日本語の医学用語として掲載されており、いまでは20カ国で指圧師が活躍しています。

さらに現在、病院と共同で指圧の研究が進められていて、間もなく、きちんとした臨床データに基づく指圧の医学的効果が、医師によって証明されるかもしれません。

祖父が北海道で指圧治療所を始めて90年あまり。近い将来、指圧の治療効果のエビデンスが実証されれば、指圧の世界は大きく変わるかもしれません。

節目となる100周年を迎えるころには、WHO（世界保健機関）に加盟する194カ国すべての人たちに、正しい指圧をお伝えできればと思っています。

第2章

人生の質が劇的に向上！
1日3分、3ヵ所のセルフ動脈指圧術

健康のカギを握る「ながら」セルフ指圧

この本を手にした方には、「腰が痛い」とか「肩がこる」とか、何らかの不快な自覚症状があるのだと思います。その緩和手段として、指圧を選んでくださったことでしょう。

指圧は、患部をピンポイントで刺激するので、局所の「いま、このときの不快感」を解消するのに大きな力を発揮します。そのような症状別のセルフ指圧については、この後の第3章で詳しくご紹介します。

じつは、セルフ指圧の効果は局所の不快症状の解消だけはありません。毎日行うことで、心と身体を元気にし、生活の質そのものを向上させる効果があるのです。

これからご紹介するのは、そのカギを握る3カ所のバイタルポイントです。それが、首(前頸部)・おなかまわり(腹部)・脚のつけ根(鼠蹊《そけい》部)です。

首のセルフ指圧によって頭部への血流を、おなかまわりのセルフ指圧によって上体の血流を、脚のつけ根のセルフ指圧によって下半身の血流を、それぞれ促すことで、全身の循環が劇的によくなります。

「痛みやしびれなど、とくに自覚症状はない」という人も、この3カ所のセルフ指圧を習慣にすることを、ぜひおすすめします。

このように言うと、「元気だし、わざわざ毎日指圧するなんて面倒」と思う方もいらっしゃるかもしれません。

ですが、第1章で述べたように、セルフ指圧は、いつでもどこでもできて、しかも1つの指圧につき1分もあれば十分に効果を得られるのです。3つやっても、せいぜい3分です。それで全身まるごと元気になるのなら、これほど有益な時間もないでしょう。

それでも「3つは多い」と感じるなら、初めにご紹介する首の指圧をするだけでもいいでしょう。

あとで詳しく述べますが、首の前側にあるポイントは、全身に660カ所あるバイタルポイントの中でも、もっとも重要なポイントです。毎日、ここを指圧するだけで、身心の状態はグンとよくなります。

首には手が届きやすいですし、人前で触れていても不自然な部位ではありません。ですから、寝ながらでも、テレビを見ながらでも、外を歩きながらでもできますし、通勤電車やバス、エレベーターの中でも目立つことなくサッと行うことができます。「ながら」でできるのですから、習慣にするのは簡単です。

毎日の生活習慣を、たった1分加えて首のセルフ指圧を取り入れるだけ。できれば、あと2分加えて、おなかまわりと脚のつけ根のセルフ指圧を取り入れる――。

それだけで、あなたの人生はガラリと変わるかもしれません。

セルフ指圧①首

美と健康の秘訣、頭部の血流をサポートする

首の前側の左右には、あごのつけ根あたりから鎖骨ののど側の端に向かって、太い筋肉（胸鎖乳突筋《きょうさにゅうとつきん》）が斜めに走っています。この筋肉の前（のど側）のラインに沿った左右4点ずつが首のバイタルポイントです。

ここには、総頸動脈が走っています。総頸動脈は、頭部に新鮮な酸素と豊富な栄養を運ぶ重要な役割を担った動脈です。

左右の総頸動脈は、いずれもあごの下で「外頸動脈」と「内頸動脈」とに枝分かれします。このうち、浅側頭《せんそくとう》動脈に続く外頸動脈は顔面や頭皮などに栄養を与え、内頸動脈は頭蓋内に入り込んで大脳や小脳、脳幹などに栄養を運びます。

さて、私たちが物事を考えたり、感じたり、記憶したり、言葉を話したり、手足を動かしたりすることはもとより、ホルモンの分泌や神経の伝達、心臓の拍動や血管の収縮など、

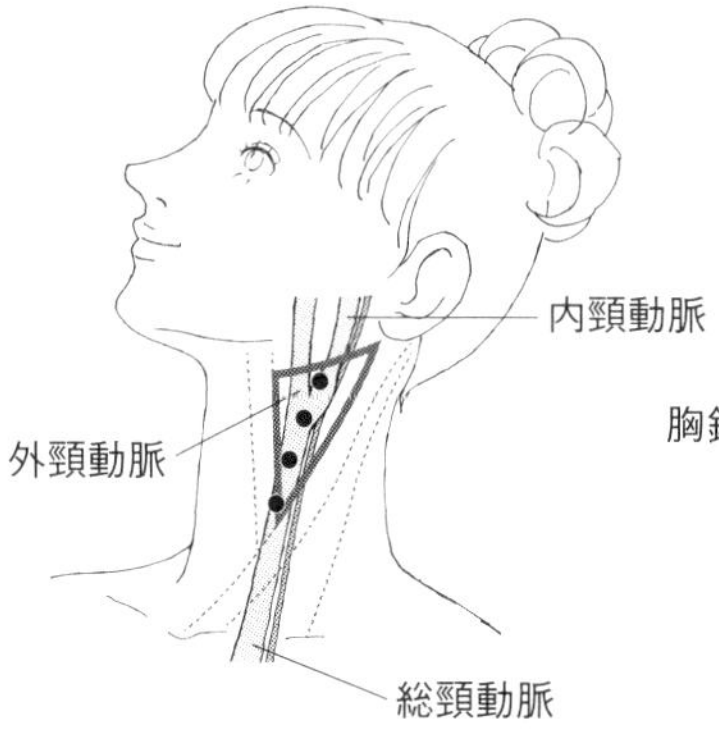

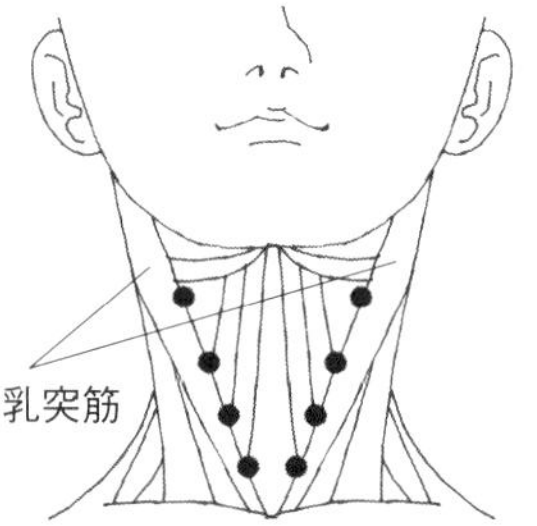

胸鎖乳突筋の内側に沿って４点ずつ。触れるとドクドクと拍動が感じられるところ。

首のバイタルポイント

人間の生命の営みに不可欠な機能は、すべて脳によってコントロールされています。

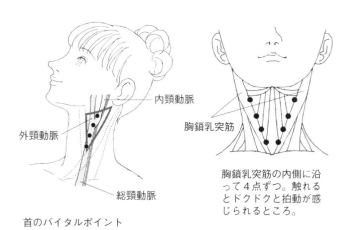

もし、何らかの原因で、脳の動脈の流れが低下すると、その先の細胞に酸素や栄養が十分に届かなくなって、その部分の脳細胞の働きが衰えてしまいます。たとえば、記憶をつかさどる部分がダメージを受けると、物忘れがひどくなったりボケたりしますし、感情の中枢が侵されるとイライラしたり不安になりやすく、言語中枢がダウンするとろれつがまわりにくくなったりします。

さらに、脳への血流不足が続いたり、血栓ができて血管が詰まったりすると、脳細胞は死んでしまいます。大脳の細胞が死ぬと身体が麻痺《まひ》して寝たきりの状態になったり、脳幹が死ぬと脳死状態になってしまうなど、命に関わるようなこともあります。

一方、顔面への血流が衰えると、たちまち血色が悪くなり、目の下のクマが目立ちやすくなります。血流不足の状態が続くと、肌はみるみる衰え、シミやシワが増えて、たるみます。頭皮への血流が衰えると、抜け毛や白髪が増えて、一気に老けた印象になってしまいます。

頭部への血流を守ることは、私たちが身心ともに健康で、毎日を生き生きと若々しく暮らすために何より重要なことなのです。

しかも、首の指圧ポイントには、大きなリンパ管も動脈と並んで走っています。首の指圧をすることで、リンパ管も刺激されるので、頭部で生じた老廃物がすみやかに排出され、細胞の代謝がさらにアップします。皮膚細胞や髪をつくる毛母細胞などが再生し続けていれば、私たちはいつまでも若々しくいられます。

頭部の健康こそが、美しさと健康長寿の秘訣です。その頭部の健康をサポートするのが、首の指圧なのです。

朝いちばんのセルフ指圧で一日中快適に

首のセルフ指圧は、いつ行ってもかまいませんが、おすすめは朝です。

朝起きたばかりで、まだ活動をしていないときは、血圧が低い状態です。首の指圧をすることで、すみやかに頭部への血流が促されると、すっきりと目が覚め、血色がよくなります。

一日のスタートである朝を爽快な気分で迎えられれば、その日一日を快適に過ごせます。

もちろん、日中に活動の疲れで頭がぼんやりしたり、痛くなってきたようなときにも、首の指圧をすると、すぐに改善されます。ここを通る総頸動脈は、私たちの中枢である脳に血流を送り込むメインルートなので、即効性があるのです。

「何となくだるい」

「気分が乗らない」

そんなときにも、首のセルフ指圧が効きます。

身体のだるさや疲労、意欲の低下をもたらす原因は、睡眠不足や過労、自律神経やホルモンバランスの乱れ、内臓疾患などさまざまです。こうした倦怠《けんたい》感や疲労感は、十分な休養や栄養をとっていれば軽減されるものですが、生活習慣の乱れがちな現代人には慢性的なだるさや疲労感を抱えている人がたくさんいます。

だるさや疲労感を解消して意欲を高めるには、規則正しい生活を心がけるとともに、身体の血行をよくして、心身ともにリラックスすることが大切です。繰り返しになりますが、自律神経やホルモンのコントロールタワーは脳です。睡眠の質を高めるホルモンであるグリシンも、脳の命令によって分泌されます。

首の指圧によって、頭部への血液のめぐりがよくなれば、脳の機能がアップして、同時に自律神経やホルモンの働きも整ってくるので、心も身体もすっきりとします。

また、首の指圧を習慣にして脳への血流をキープし続けることで、たとえば動脈硬化や認知症の予防にもなりますし、老化によるめまいや耳鳴りなども改善されます。

さらに、顔面や頭皮にもたっぷりと血をめぐらせることで、肌ツヤがよくなり、抜け毛や白髪を防いで、若々しい身体を取り戻すことができます。

HOW TO 首のセルフ指圧

指圧の原則は「遠心性」ですが、首のセルフ指圧は例外で、心臓からいちばん遠いあごの下のポイントからスタート。この総頸動脈が、外頸動脈と内頸動脈とに枝分かれするポイントの通りをよくしておくことで、脳や顔面へと効率よくフレッシュな血液を送り込むことができる。

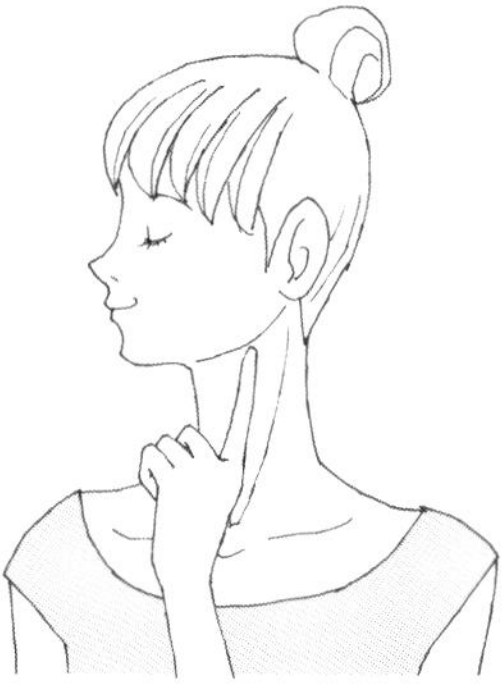

①顔を左右に向けたときに張り出す筋肉が、目印となる首の胸鎖乳突筋。その位置を確認。

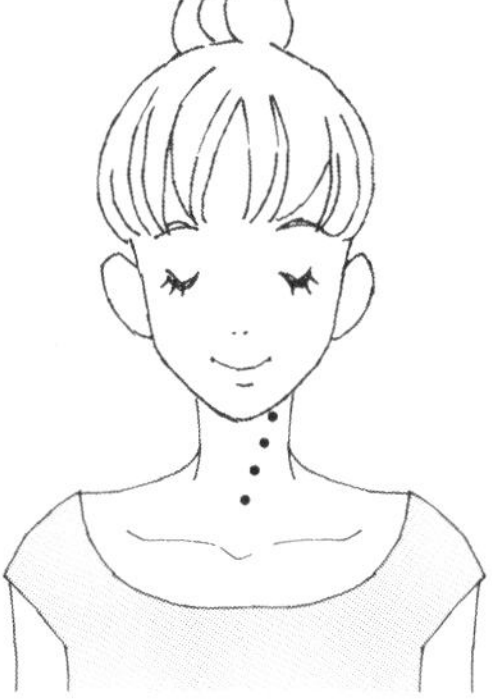

②顔をまっすぐ前に戻す。顔を横に向けたままだと、指が入りすぎてのどを痛める。

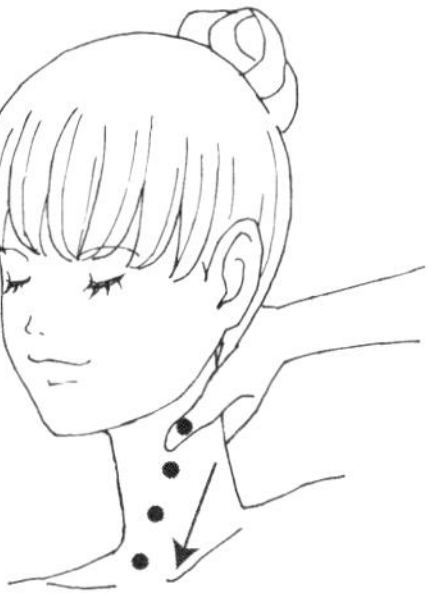

③左の筋肉の前（のど側）のあごの下から鎖骨のすぐ上までのライン（触れるとドクドクと拍動を感じるところ）を等間隔で4点、左の親指の指紋部でおす。1点3秒で3回ずつおす。

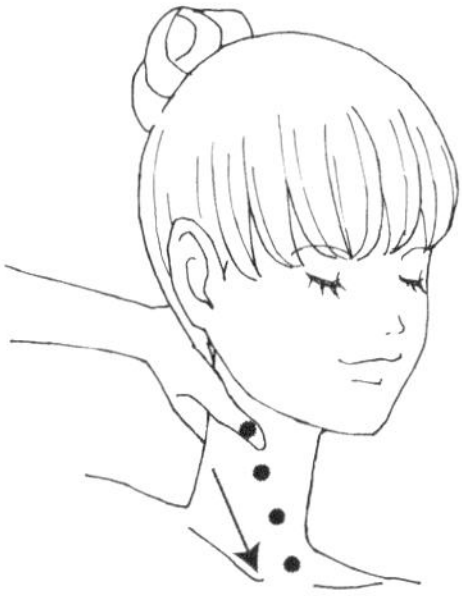

④首の右側も右親指で同様に行う。

注意

親指以外の4本の指は首の後ろにまわして、首をはさむようにするとおしやすい。力が入りすぎないように、親指の関節は曲げないで指紋部でおす。いちばん下のポイントでは気管を圧迫しないように。両方同時におしてはダメ。片方ずつおすこと、強くおしすぎないことが大切。

指圧の効果を高める「指圧トレーニング」

約5キログラムもある重い頭を支えている首は、もともと全身の中でももっとも負担の大きい部位です。起きている間はまったく休むことができませんし、横になっても枕が合わないなどの理由から無理な姿勢を強いられることも多く、疲れがとれにくいところです。

さらに、パソコンやスマホの画面を前傾姿勢で長時間じっと眺めることで、首への負担はますます大きくなります。このとき、肩がこったと感じるのは、実際には首の血流が悪くなったことにより、筋肉が硬くなっていることもよくあります。

首は細いながらも、大事な頭部を支えるために、いくつもの筋肉が何層にも重なり合い、複雑に絡み合っています。これらの筋肉が、重い頭を支えようとしてギュッと張りっぱなしになると、筋肉と筋肉の間にある血管は圧迫されたままの状態になって、頭部への血流が阻害されてしまうのです。

しかも、筋肉には力が入ったままなので、疲労物質である老廃物が排出されます。血流が阻害されているために、その老廃物は筋肉の外に流されず筋肉内に蓄積されるため、筋肉をとりまく神経を刺激します。その刺激によって筋肉はさらに緊張して、ますます血行が悪くなるという悪循環が生まれます。その結果、頭が痛くなったり、めまいがしたりすることもよくあります。

首のこりをとり、しなやかな動きを取り戻すことは、心身の健康を促すうえで、とても大切です。また、脳へのスムーズな血流を促すことで、脳血管疾患や認知症の予防にもなります。

そこで、首のこりや痛みをほぐして、しなやかにするストレッチをご紹介します。

首のストレッチはいつやってもかまいませんが、首の前側の指圧を行う前にストレッチをして首の筋肉を緩めておくと、指圧の効果が上がって、ますます病気予防や健康維持が期待できます。

これは指圧の効果を高めるストレッチなので、私はこのストレッチを「指圧トレーニング」と呼んでいます。

指圧トレーニングは、手順通りにすべてやる必要はありません。

日常生活では、食事、デスクワーク、読書、スマホなど前傾姿勢になることが圧倒的に多いので、後屈をして首の後ろの筋肉や後縦靭帯《こうじゅうじんたい》を緩めるストレッチだけでも、ずいぶん楽になります。

仕事の合い間に首をくるりとまわすなど、ふだんからこまめに首をほぐす習慣をつけておくと、ひどいこりや痛みにまで発展させずにすみます。

さらに、首のストレッチを行うことで、「今日は首を右に倒しにくいから、左の筋肉が緊張してるんだな」というように、首の状態をセルフチェックすることができます。

すると、「パソコンの画面といすの位置がずれているのかな」とか「横向きに寝るせいで首が疲れるのかな」とか、首がこっている原因を考えて、生活環境を改善することもできます。

ストレッチは、自己管理をするうえでもとても役立つのです。

ただし、頸部ヘルニアなどで通院している方や、首に極度の痛みをともなう場合は無理に行わないでください。

首の正常な可動域

前（前屈）に60度、後ろ（後屈）に50度、左右に（左側屈・右側屈）50度ずつ、そして左右の横向きはそれぞれ70度ずつ自然に動かせるなら、首のこりはひどくない。ストレッチは、この可動域を目安に行おう。

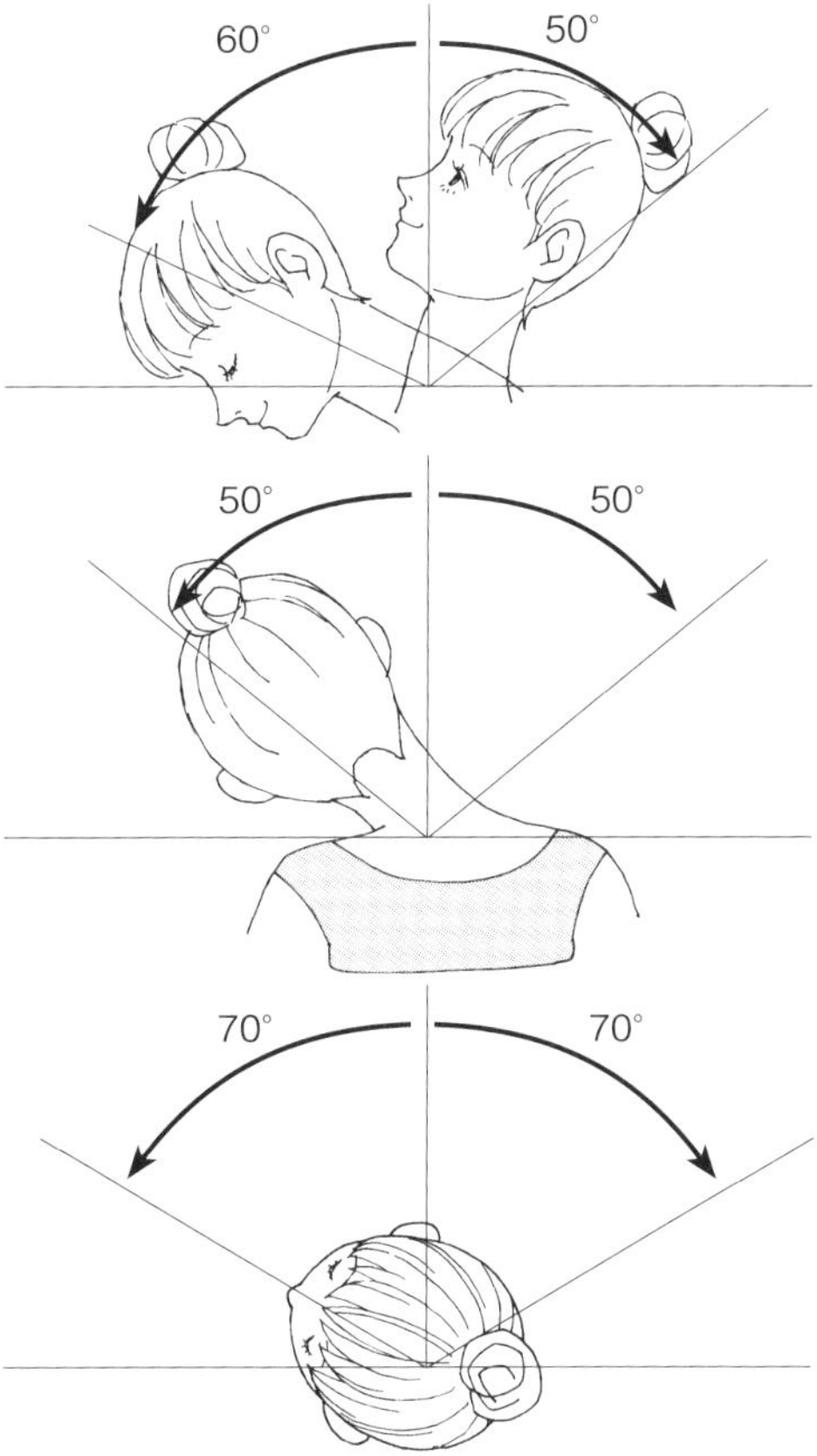

首の指圧トレーニングをやってみよう

こっている部分や倒しにくい方向を確認し、背筋を伸ばして行うこと。仕事の合間に①をゆっくり行うだけでも効果的。

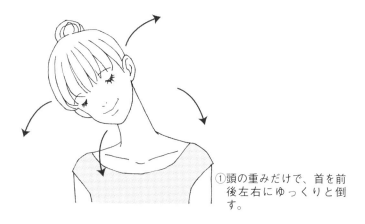

①頭の重みだけで、首を前後左右にゆっくりと倒す。

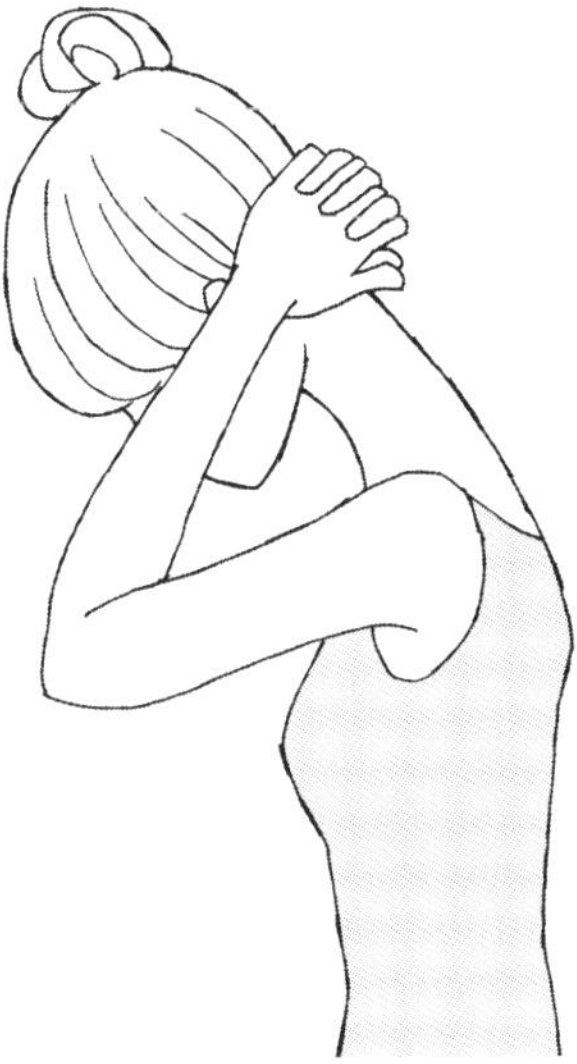

②前屈しにくい場合は、首を前傾して頭を下げ、頭の後ろで両手を組んでゆっくりおす。

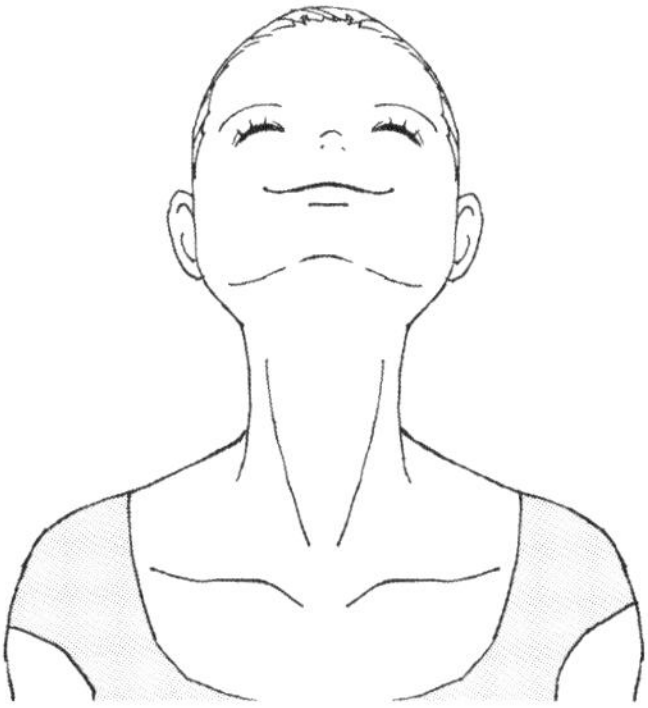

③後屈しにくい場合は、あごを上げて首を後ろに倒し、無理のない範囲で天井に顔を向ける。

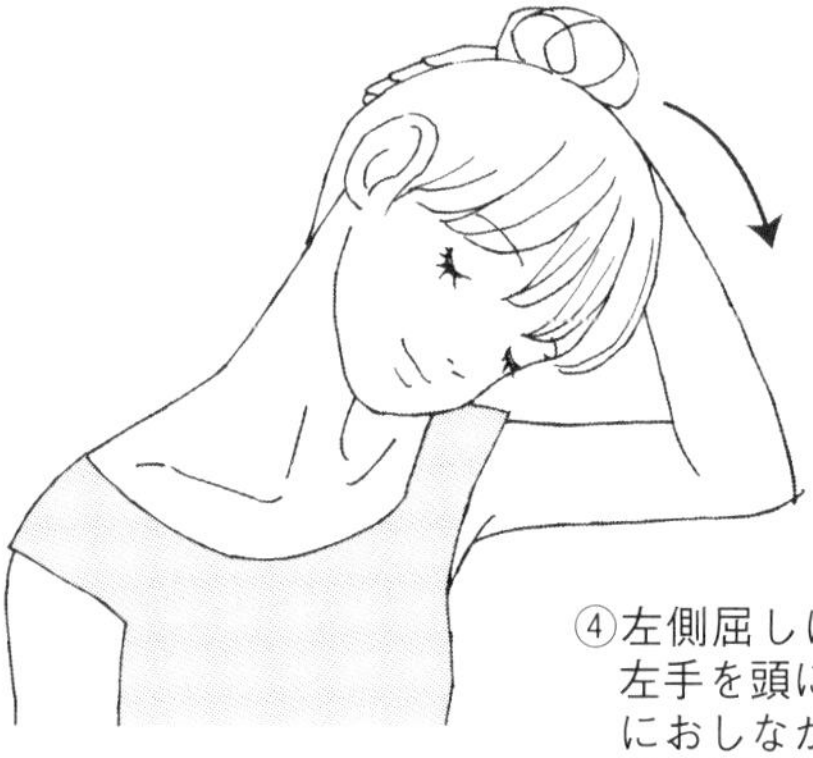

④左側屈しにくいときは、
左手を頭に添えて軽く下
におしながら右腕を下に
軽く引く。

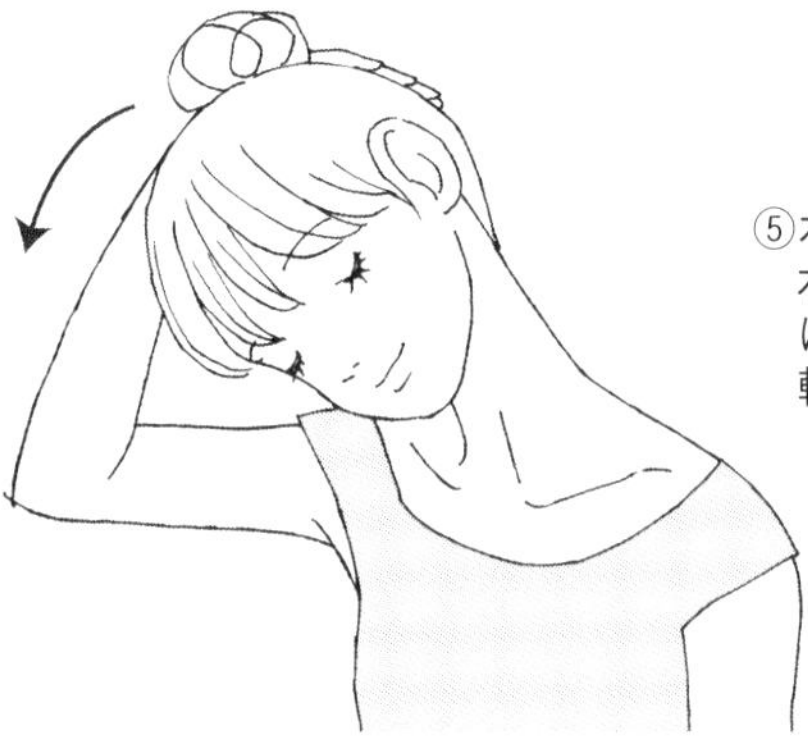

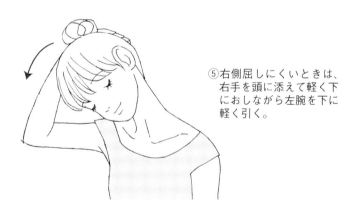

⑤右側屈しにくいときは、
右手を頭に添えて軽く下
におしながら左腕を下に
軽く引く。

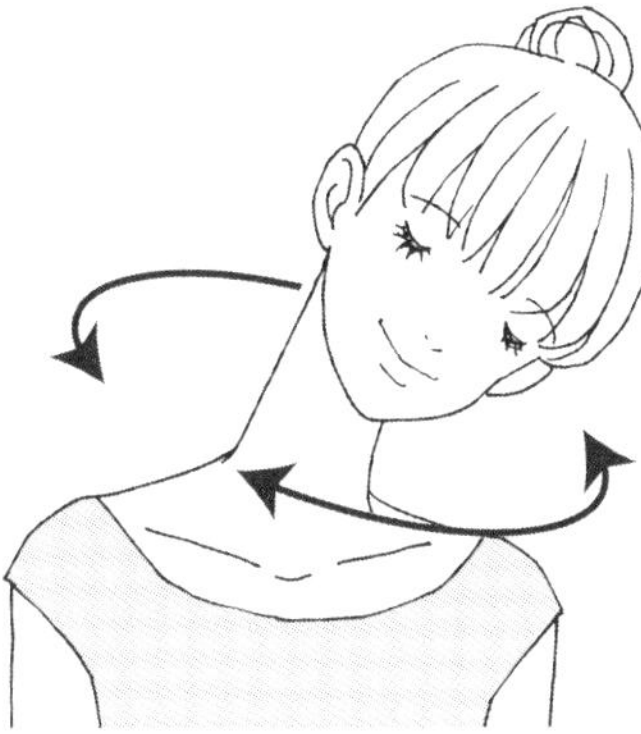

⑥①〜⑤を数回ずつ繰り返したら、頭をゆっくりまわす。右まわし左まわしを数回ずつ。

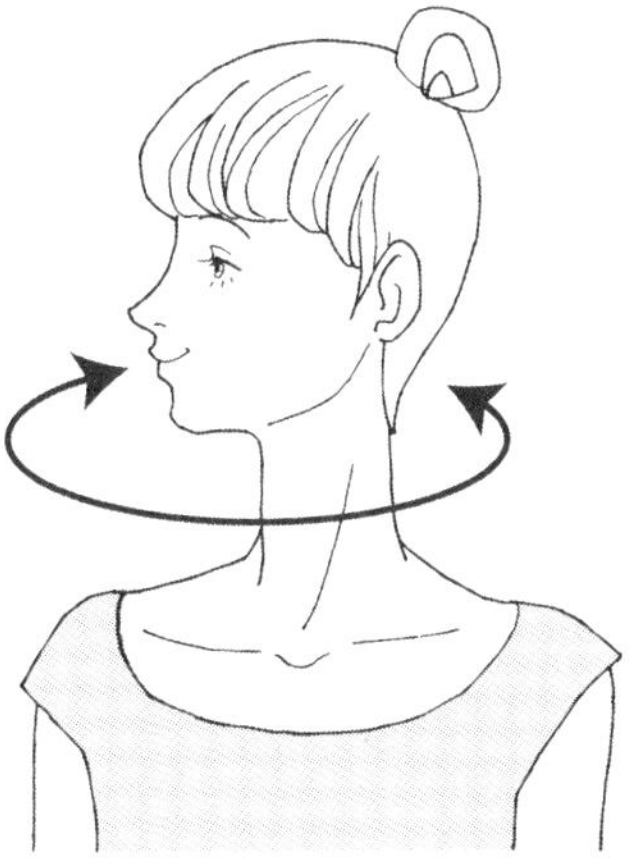

⑦顔を正面に向けた位置から、ゆっくりと左を向いたり右を向いたりする。

注意
グイグイおしたり、引っ張ったりせず、気持ちいいぐらいの状態で行う。

Column

枕が肝心。眠りの質が人生の質を変える

人は、人生の約3分の1を寝て過ごします。その間に、私たちの身体は、記憶を整理し、定着させます。その人自身の歴史は、眠っている間に作られるのです。

また、眠りについてからの3時間は、成長ホルモンが分泌されて筋肉や肌の細胞が修復される時間。私たちの身体が疲労回復し、リフレッシュするゴールデンタイムです。

横になって眠っている間は、首が頭の重さから解放される貴重な時間でもあります。ですから、どれだけ快適にぐっすりと眠れるかが重要です。寝苦しい状態で長い時間眠るより、短時間でも質の高い睡眠をとるほうが、身体の回復が早いのです。

そこで、重要になってくるのが「枕」です。

「枕が変わると眠れない」

そんな言葉をよく耳にしますが、枕が眠りの質を左右するのは本当です。合わない枕を使っていると、睡眠中の姿勢が悪くなり、首や肩、頭の筋肉までこってしまいます。

「寝つきが悪い」

「眠りが浅い」

「十分眠ったはずなのに、翌朝だるくてスッキリしない」

「寝違えて首が痛い」

このような悩みは、合わない枕が原因かもしれません。私の指圧サロンにも、「枕が合わなくて、よく眠れません」という方がよくいらっしゃいます。

そうした声を聞いて、私は寝具専門メーカーの京都西川と協力して、「頸椎《けいつい》・首・頭をやさしく支える健康枕」を開発しました。

身体に合う理想の枕の条件とは、「頸椎の自然なカーブを支える高さの調整ができ、首の下にすき間ができず、横寝のときにフィット感がよく、自然に寝返りがうてる」こと。

「健康枕」は、誰にとってもその条件が満たせるよう、さまざまな工夫を凝らしています。

まず、枕の中に取り外しのできるシートを2枚入れ、高さが調整できます。また、特殊なキルティングによって枕面を分割し、頸椎から後頭部にかかる負担がかたよらず、中央部を低くすることで、寝返りがうちやすくなっています。

自然な首のラインを保って気道も確保されるため、いびきの改善も期待できます。眠っている間に気道がふさがれることで呼吸の止まる睡眠時無呼吸症候群の治療のために、睡眠中に「Ｃパップ」という呼吸補助器をつけている人もいますが、この枕でかなりカバーすることができます。

そして、もうひとつ。本書の第３章で「不眠解消」など横になって行う首の指圧をご紹介していますが、この枕は「寝ながら指圧」をやりやすいつくりにもなっています。

快眠は健康の源。それを支える枕選びは、ぜひ慎重にしたいものです。「まだ使えるからもったいない」と、合わない枕でがまんしてはいけません。

眠りの質が人生の質を変えるといっても、言いすぎではないのです。

現在、浪越指圧90周年モデルも発売されています（定価／税抜３万８０００円）。お問い合わせは西川ローズ寝装館（☎０７５－７１２－７８６１）か浪越孝ＳＨＩＡＴＳＵサロン本店（☎０３－３５８１－７３５４）まで。

セルフ指圧②おなかまわり

デトックス効果で太りにくい体質に

腹部には、消化・吸収・分解・排泄という、私たちの生命を維持するために不可欠な代謝活動を担う臓器が、ぎっしり詰まっています。

私たちの体内には、口から肛門まで消化管と呼ばれる1本の長い管が通っています。消化管はその働きによって、食道・胃・腸と、おもに3つのパートに分かれますが、腹部には、このうちの胃と腸が収まっています。

まず、口から入った食べ物は胃で撹拌《かくはん》・消化され、腸に送られます。

腸は、小腸（十二指腸→空腸→回腸）と大腸（盲腸→上行結腸→横行結腸→下行結腸→S状結腸→直腸）とに大別され、小腸がおもに消化・吸収を、大腸が排泄を担当します。

小腸から吸収された栄養素は、血液によって肝臓へと運ばれると、身体が利用しやすい形に作りかえられ、いったん心臓を経由してから動脈によって全身へと送り出されます。

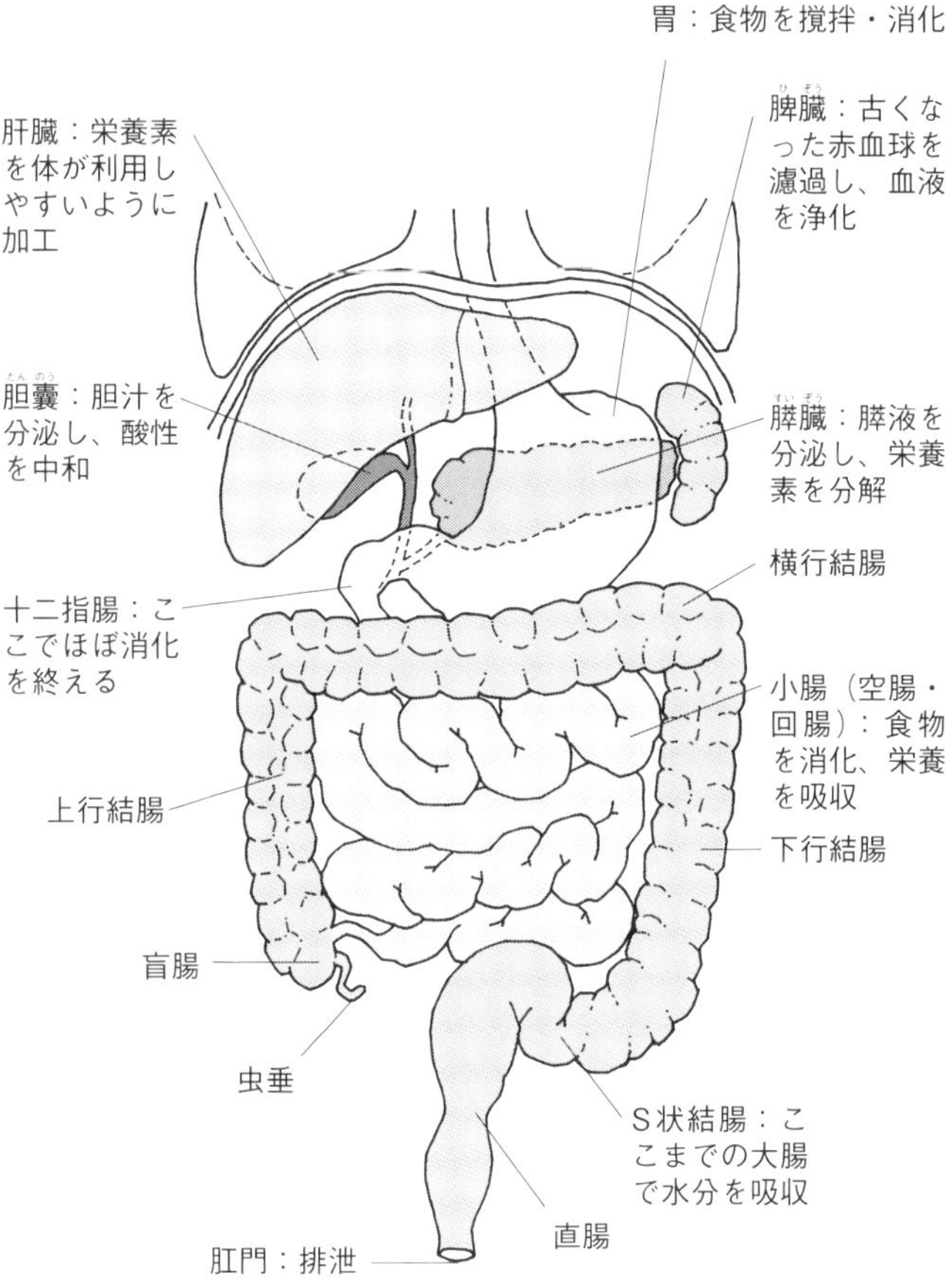

おなかまわりの代謝活動

また、肝臓は、腸から吸収された毒素などを殺菌して無害化し、体外に排出する働きも担っています。

一方、小腸で吸収されずに残ったカスは、大腸で水分を吸収されながら次第に便に作りかえられ、肛門から体外に排泄されます。

おなかまわりのセルフ指圧では、こうした消化・吸収の一連の流れに沿って臓器を順におしていくことで、臓器をとりまく動脈を刺激して、代謝活動を促進します。

代謝活動が活発に行われていれば、吸収された栄養分は血流にのってすみやかに全身の細胞に送り届けられます。栄養が行き届いていれば、脳も肌もいきいきと元気になります。

また、便で老廃物を、尿や汗で余計な水分をスムーズに排泄することで、デトックス（体内浄化）効果が高まり、健康で病気になりにくく、太りにくい体質になります。

免疫システムや腸内環境を正常化

ところで、「食べ物の消化・吸収は自律神経のうち副交感神経の役目」と聞いたことがあると思います。これは本当です。

ところが、腸の司令塔は自律神経、つまり脳だけではないことが、さまざまな研究によってわかってきました。

腸には、脊髄《せきずい》に匹敵するぐらいの神経細胞が集まっていて、独自のネットワークを形成しています。しかも、この腸の神経群には自立性があって、脳からの命令がなくても働くことがわかったのです。

また、腸には、体内の毛細血管の約半分が分布しており、なおかつ、免疫システムの主力細胞であるリンパ球の約60パーセントが集まる、私たちの身体の中で最大の免疫組織です。食べ物といっしょに口から入ってくる細菌やウィルスなどの病原体と闘って、私たちの身体を外敵の侵入から守っているのです。

腸管壁の内側の粘膜層をとりまく神経は、ホルモンの分泌にも関与しています。腸は体内でも最大のホルモン生産工場でもあるのです。これらのことから、腸は極めて複雑な臓器であると認識されるようになりました。

しかも、ご存じの通り、腸には約５００兆個とも１０００兆個とも言われる数の腸内細菌が住んでいます。これらの腸内細菌が、消化液だけでは処理しきれない栄養分を分解したり、体内では作ることのできないビタミンを合成して、私たちの身体に提供してくれています。

腸内細菌の住む環境が、内臓脂肪をコントロールしていることもわかってきました。つまり、腸内細菌の住みやすい腸内環境を保つことで、動脈硬化や糖尿病といった生活習慣病を防ぐことができるのです。

このように、高機能で複雑な組織である腸の細胞は新陳代謝が激しく、わずか3～5日のサイクルで新しく生まれかわっています。

指圧によって腸を賦活《ふかつ》させる（活力を与える）ことで細胞が活性化され、再生システムが正常に機能すれば、免疫システムや腸内環境は健全に保たれ、私たちも元気でいられます。

おなかまわりのセルフ指圧効果はまだあります。

大腸は、小腸のまわりをぐるりと時計まわりに囲んでいるので、おなかに「の」の字を描く要領でセルフ指圧を行います。その過程で、ちょうど肝臓と反対の位置にある脾臓《ひぞう》を

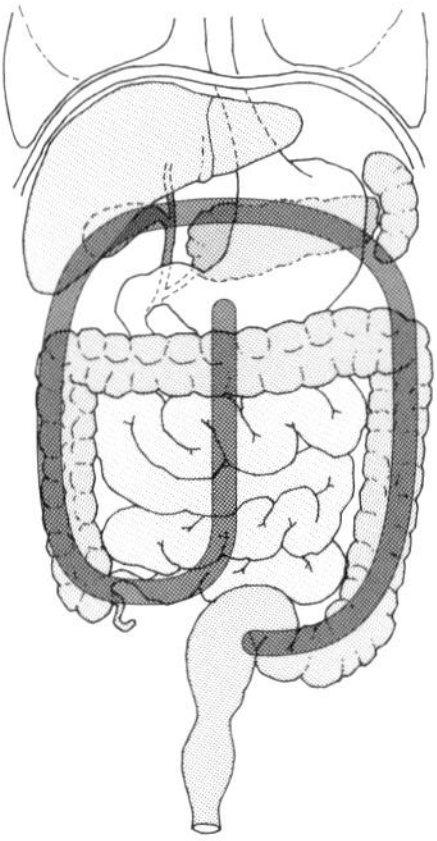

みぞおちあたりを起点に、腸に沿って大きな「の」の字を描くイメージ。

おなかまわりのセルフ指圧ポイント

通ります。

　脾臓は、動脈にとって、とても重要な臓器です。全身に酸素を送るのは動脈血ですが、実際に酸素を運んでいるのは血液成分中の赤血球です。赤血球も細胞ですから、寿命があります。脾臓は、古くなって働きの衰えた赤血球を濾《ろ》過《か》して取り除くことで、血液の若さを守っています。

　また、免疫システムの中心的役割を果たすリンパ球の約60パーセントは腸にいますが、残りの約40パーセントは脾臓に集まっています。赤血球のチェックをしながら、血中に有害な細菌などが紛れ込んでいるのを見つけると、すぐ処理をして血液を浄化します。

脾臓は、腸と並ぶ免疫システムの中心臓器なのです。おなかまわりを「の」の字形にセルフ指圧することで、腸と脾臓という2大免疫システムをいっぺんに賦活して活性化できるのです。

日頃から胃に不快感のある人や便秘ぎみの人、花粉症などアレルギー症状に悩んでいる人などは、ぜひおなかまわりのセルフ指圧を毎日の習慣にしてください。続けることで、症状が緩和され、体質改善につながります。

また、免疫力が上がれば、風邪やインフルエンザなどの感染症にかかりにくく、糖尿病やガン、心臓病など重い病気のリスクも下がります。

「いまは胃腸はいたって健康」

「アレルギーもない」

そんなあなたも、日頃の健康法のひとつとして、おなかまわりのセルフ指圧を取り入れることをおすすめします。

HOW TO おなかまわりのセルフ指圧

胃腸の働きを整え、お通じを促すので、朝いちばんが効果的。立った状態では重力で内臓が下がるので、起き上がる前にふとんに横になったままで行うといい。おす前に十分に息を吸い、ゆっくりと吐きながら、少しずつ圧を加える。１点につき３秒、同時に息もすべて吐き出す。朝が忙しい人は、夜寝る前のふとんの中でも。骨をおさないように注意しよう。

＊82ページに記した「の」の字をイメージしながら行うこと。

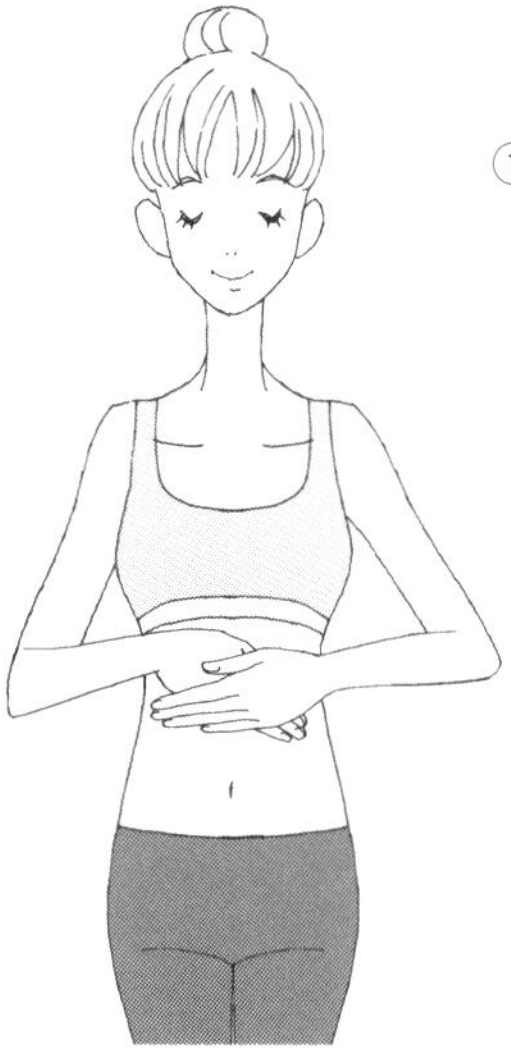

①仰向けに寝て、肋骨の真ん中のすぐ下、みぞおちに、利き手の５指をそろえて、手のひらの真ん中が指圧点に当たるように置く。もう片方の手を上から添え、手のひら全体でゆっくり３秒おす。おしたら、力を緩める。

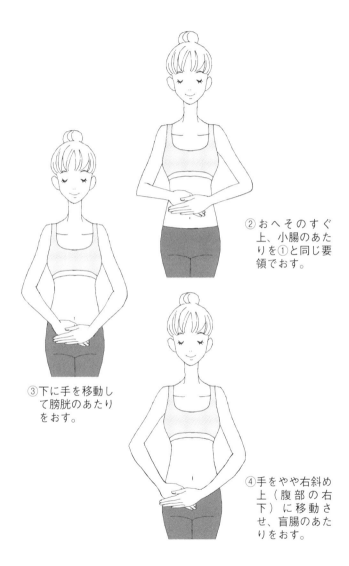

②おへそのすぐ上、小腸のあたりを①と同じ要領でおす。

③下に手を移動して膀胱のあたりをおす。

④手をやや右斜め上（腹部の右下）に移動させ、盲腸のあたりをおす。

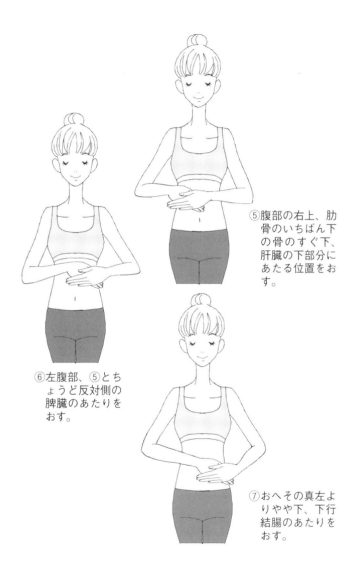

⑤腹部の右上、肋骨のいちばん下の骨のすぐ下、肝臓の下部分にあたる位置をおす。

⑥左腹部、⑤とちょうど反対側の脾臓のあたりをおす。

⑦おへその真左よりやや下、下行結腸のあたりをおす。

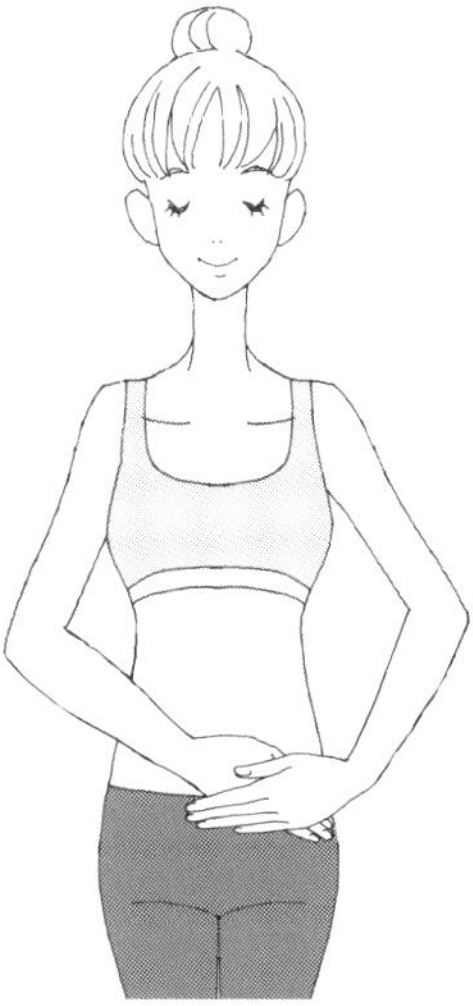

⑧ややや右下に下がり、S状結腸のあたりをおす。

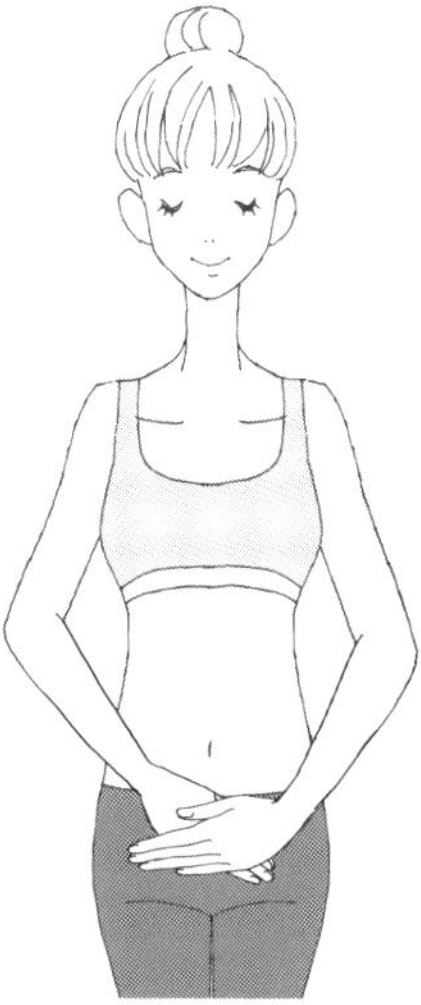

⑨膀胱のすぐ下、大腸の出口あたりの直腸をおす。

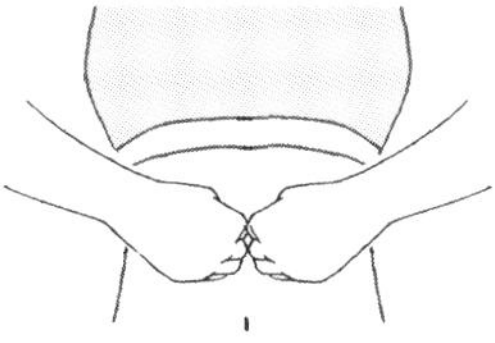

＊①〜⑨を3回繰り返す。おなかの硬さのほぐれ具合によって、両手の人差し指・中指・薬指をくっつけて行う「3指圧」でおなかの深部まで圧をかける。両手の3指の背同士を合わせて指圧ポイントにあて、皮膚に対して垂直になるように指の先端でおす。

注意

食後は避け、1時間以上経ってから行う。①⑤⑥は肋骨をおさないよう、手の向きを工夫して行う。

Column

セルフ指圧習慣で、シワひとつなく94歳大往生！

自分で考案したのですから、浪越徳治郎は誰よりも指圧の効果を理解していました。その徳治郎が、毎日欠かさず行っていたのが、首とおなかまわりのセルフ指圧です。

徳治郎は、朝目覚めても、ふとんからすぐには出てきませんでした。おなかまわりの指圧を朝いちばんの日課にしていたからです。

短いときでも15分、ときには1時間もかけて、おなかまわりを入念に指圧していました。おなかまわりの指圧をすることで、その日の「腹具合」ならぬ体調をチェックし、必要に応じて指圧時間を調整して予防治療を行っていたのでしょう。

そうして、腹部を十分にほぐすと、今度は首の指圧です。ここは、頭部に血液を運ぶメインルートですから、丁寧に指圧をして、脳と顔の両方にしっかりとエネルギーを送り込むのが目的だったのでしょう。

「外部の脳」である指を使って、健康の鍵をにぎる腸を目覚めさせ、それから脳を起こす。セルフ指圧によって、身体の機能を連動させて目覚めをよくし、爽快な状態で一日をスタートさせていたのです。

それぞれ単独のセルフ指圧でも十分効果がありますが、首とおなかまわりのセルフ指圧をセットにして行う大きなメリットが、もうひとつあります。

首には、動脈と並んで12ある脳神経の10番目にあたる迷走神経が走っています。この神経は、脳神経でありながら体内で多数枝分かれし、複雑な経路を通って腹部にまで達し、胃や小腸、肝臓、脾臓、腎臓などに広く分布しています。

そして、おもに副交感神経として働くので、収縮している血管を緩めて拡げたり、胃や腸の働きをよくして消化を促進したり、排便を促したり、免疫力を高めたり、心身の緊張を緩めて身体をリラックスモードにさせたりします。

この迷走神経の始まりである首と終点であるおなかとを、指圧によってセットで同時に刺激すると、長く複雑な経路を持つ迷走神経の端から端まで活性化することができるのです。

徳治郎は、高齢になっても、顔にシワひとつなく、頭も明瞭、食欲も旺盛で、まさに元気のかたまり。94歳で大往生を遂げるまで、ピンピンしていたのは、指圧のおかげ。なかでも、首とおなかまわりの2カ所をセットにしたセルフ指圧習慣の賜物《たまもの》だったのではないかと思います。

徳治郎のように1時間もかけて行う必要はありません。たとえ1分でも、ゆっくりと呼吸をしながら、リラックスした状態で行えば、十分に効果があります。

むしろ大切なのは、毎日、続けることです。心地よい刺激を送り続けることで、内臓の環境を整え、免疫力が高くストレスに強い身体を作ることができます。さらに、首とセットで行えば、鬼に金棒。相乗効果でより大きな健康パワーが生まれます。全身の器官を健やかに保ち、心身ともに朝からスッキリと元気に、楽しい毎日を過ごすことができるでしょう。

セルフ指圧③脚のつけ根

数秒で脚の疲れを一気に解消！

「脚がむくむ」

「足先が冷えてつらい」

「夕方になると、脚が疲れてダル重い」

このような声をよく聞きます。

心臓からもっとも遠い脚は、どうしても動脈血が行き渡りにくく、血液がスムーズに流れにくいからです。

とくに、心臓への帰り道となる脚の静脈は、重力に逆らってのぼらなくてはなりません。

そのため下肢の静脈には動脈にはない逆流防止の弁があり、ふくらはぎの筋肉の収縮運動の力を借り、その弁を開くことによって血液を流すことになるため、筋肉が弱ると滞りやすいのです。

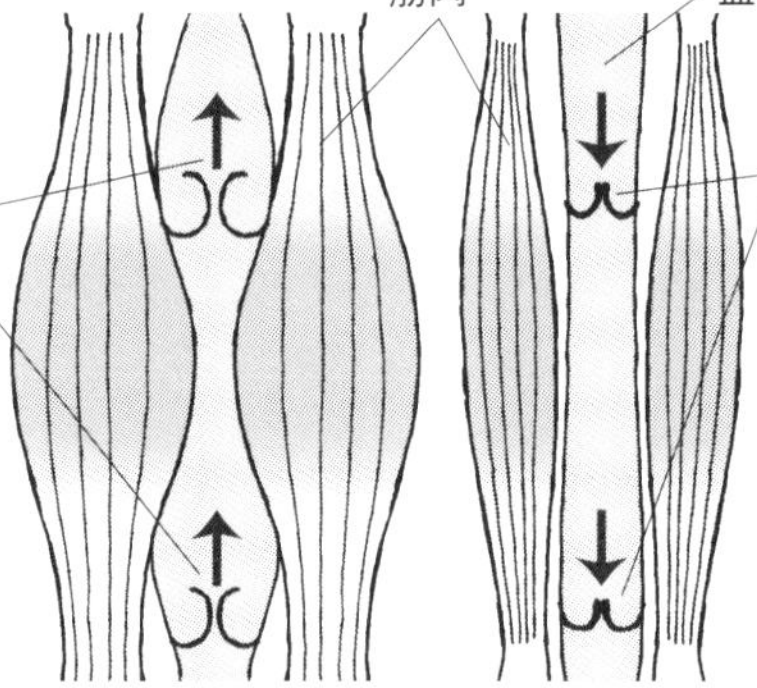

ふくらはぎの静脈と筋肉の動き

静脈とともに水分や老廃物を回収しているリンパ管にいたっては、自分ではまったく動けません。ふくらはぎの筋肉が収縮するときの圧力だけでリンパ液を流しているので、なおさら停滞しやすい状態です。そのため、長時間立ちっぱなしでいたり、冷やしたりすると、たちまち脚がむくんだり、ダルくなったりするのです。

こうした脚の疲れをとる方法として、ふくらはぎや足裏マッサージによって静脈血やリンパ液を返すのが常道になっているようです。確かに、下肢の静脈血もリンパ液も、ふくらはぎの筋肉運動によって流れるので、外からの力で筋肉を刺激する方法は理にはかなって

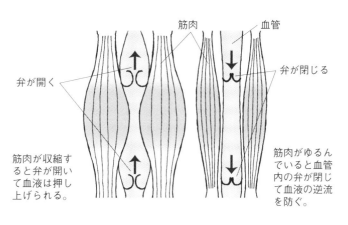

います。

ですが、第1章でもお話ししたように、静脈の流れをよくするには、動脈の流れをよくするのが、もっとも手っ取り早くて有効なのです。

脚のつけ根を指圧すると、下肢の循環がよくなって、脚の違和感を一気に解消することができます。

脚のつけ根にある鼠蹊部《そけいぶ》には、太い大腿動脈が通っています。大腿動脈は、太ももからふくらはぎ、足首を通過して、足の先までつながっている下肢の動脈血のメインルートです。

鼠蹊部をピンポイントで指圧すると、大腿《だいたい》動脈が活性化され、下肢の血流がアップします。血液は全身をわずか1分でめぐるのですから、下肢への入り口で勢いを得た動脈血が、そのまま足先まで一気に流れ込むことは、想像に難くないでしょう。

そうして、動脈血が勢いよく末梢血管まで流れ込めば、その勢いのまま静脈血として折り返してくることができます。

また、静脈と並走しているリンパ管にも圧が伝わり、リンパの流れもよくなります。

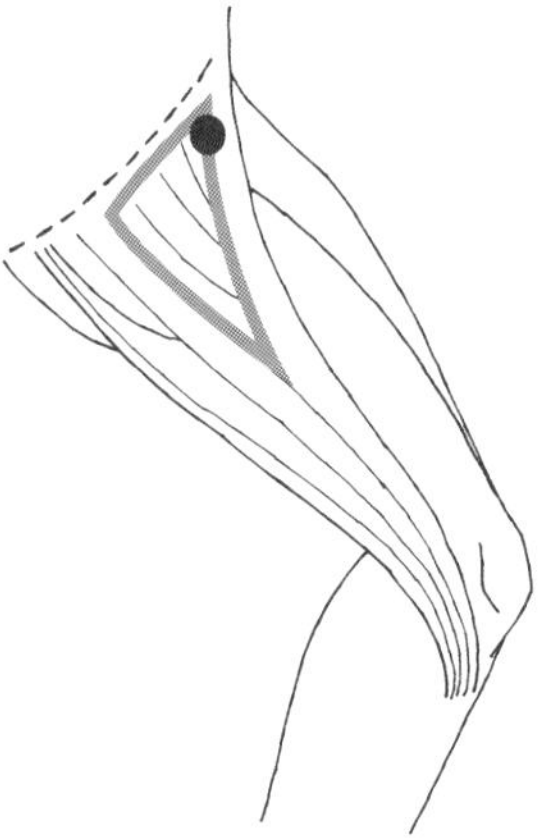
脚のつけ根の三角形にくぼんだ場所の外側が指圧するポイント。指で触れるとドクドクと拍動を感じる場所。
脚のつけ根の指圧ポイント

動脈の血流が増えることで、下肢のすみずみの細胞まで新鮮な酸素と豊富な栄養が行き届くので、筋肉がしなやかさを取り戻し、ひざや足首の関節の軟骨も元気になります。

鼠蹊部の指圧ポイントは、脚のつけ根のラインの真ん中にある、少しくぼんでいるところ1点のみで、しかも左右の脚を同時に行えます。わずか数秒の指圧で動脈血を促すことで、下半身の疲れをはじめとするさまざまな不快感を軽減することができるのです。

脚がだるい、疲れた……と感じたら、デスクワークの人なら座ったまま、立ち仕事の人なら立ったまま行いましょう。だるさや疲れを即座に解消できます。

HOW TO 脚のつけ根のセルフ指圧

寝ていても、座っていても、立っていても行えて、同じ効果が得られる。「ちょっと脚が疲れたな」と感じたら、その瞬間に脚のつけ根（鼠蹊部）をおす習慣をつけよう。朝、ふとんの中で行えばスムーズに起き上がれる。

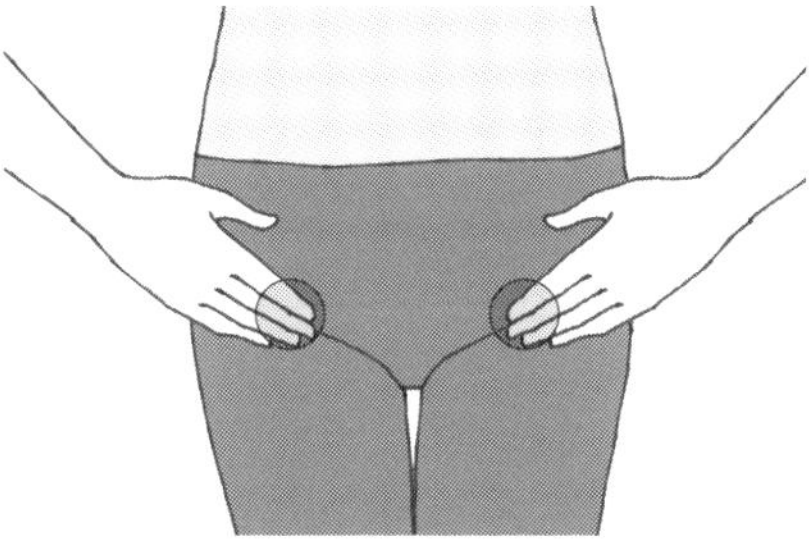

①左右の脚のつけ根の真ん中あたりのポイントに、それぞれ3指（人差し指、中指、薬指）または親指をあて、1点3秒、数回繰り返しておす。

注意

親指でおすときは、親指以外の4指をそろえて逆手にし、親指の股で太ももをつかむようにすると力を入れやすい。

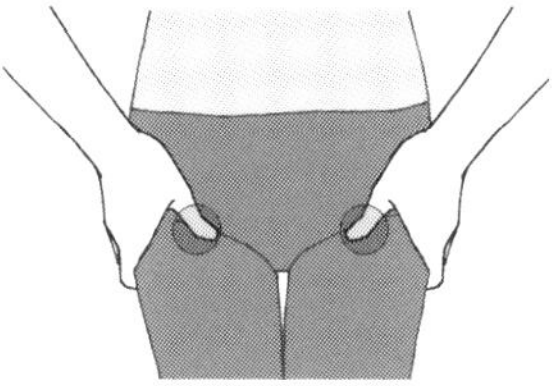

バイタルアップ効果もある指圧トレーニング

脚のつけ根のセルフ指圧だけでも下肢の循環はよくなりますが、ストレッチと筋トレを兼ね備えたトレーニングもあわせて行うと、効果はさらに高まります。

とくに脚の冷えやむくみがひどい方は、脚のつけ根の指圧とセットで行うことをおすすめします。

このトレーニングは、いすに腰かけ脚を床と水平の高さまで持ち上げて行うので、下肢や腹筋、背筋の筋トレにもなります。ひざの関節をサポートする太ももやすねの筋肉が鍛えられることで、ひざの痛みの改善にも効果があります。

トレーニングは、指圧と同じタイミングで行うようにするとやり忘れることがなく理想です。もちろん、個人の都合にあわせ、単独で行ってもかまいません。

脚の疲れを癒やすと同時に、バイタルアップ効果も得られるので、ぜひセルフ指圧とともに日課にしてください。

脚のつけ根の指圧トレーニングをやってみよう

足首、ふくらはぎ、すね、太ももの筋肉が、それぞれ伸びたり縮んだりしていることを意識しながら、ゆっくりとストレッチを行うこと。

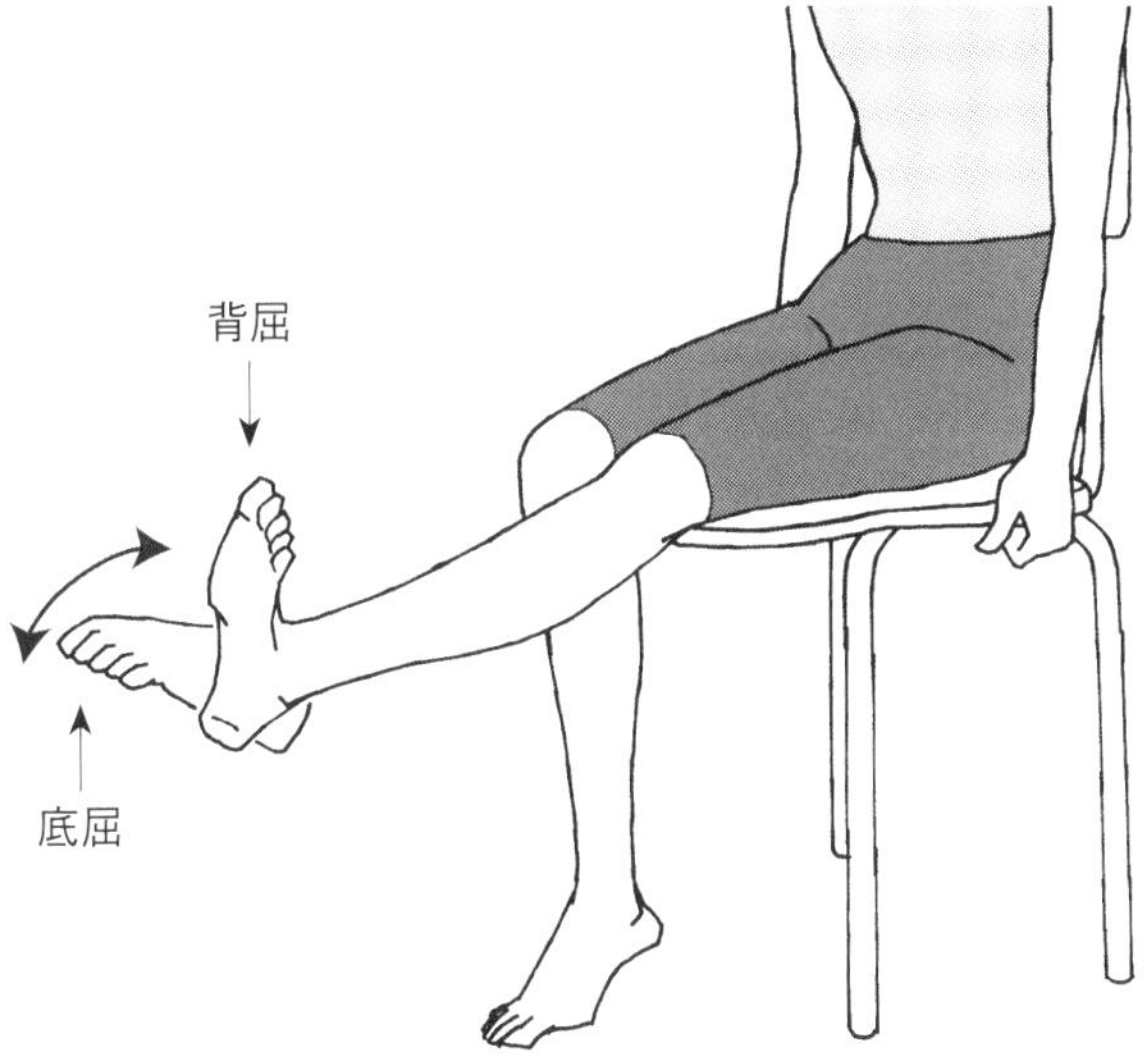

いすに腰かけ、左脚を床と水平になる高さまで上げ、足首を前後にゆっくりと底屈・背屈運動させる。前後交互に5回繰り返したら、一度、脚をおろして右脚を同様に上げ、底屈・座屈運動させる。一連の動作を左右交互に5セット行う。

第3章

気になる痛みや不快感解消!症状別ピンポイントセルフ動脈指圧術

セルフ指圧で生活の質を高めよう

厚生労働省の国民生活基礎調査によると、現代の日本人が悩む身体の痛みの2トップと言えば、肩こり、腰痛です。女性に多い悩みは、脚のむくみや冷え。また、不規則な生活やストレスによる頭痛や不眠、便秘など、不快な症状に悩んでいる人は大勢います。

この章では、そうしたさまざまな身体の痛みや悩みを、ピンポイントですっきり解消するバイタルポイント（セルフ指圧ポイント）を、症状別にご紹介します。いずれも、身体がもともと持っている治癒力を引き出し、体調を整え、元気にする効果があります。

慢性化した頑固《がんこ》な症状にも必ず効果が表れるよう、組み合わせて行うといい簡単なストレッチやトレーニング、不調を寄せつけない生活習慣もご紹介します。

身体の痛みや体調不良などで生活の質が落ちていると感じている人は、セルフ指圧を取り入れることで快適度は格段にアップするでしょう。

「頭痛」があっけなく消えていく

「頭痛持ち」という表現が昔からあるように、普段からちょっとした頭の痛みを感じている人は少なくありません。昨今のコンピュータの普及に伴い、「夕方になると頭痛がする」とか「肩こりがひどくて、頭も痛い」など、頭痛を訴える人は増えています。

頭痛には、重篤《じゅうとく》な病気のサインとして表れるものもありますが、たいていは放っておけばそのうち消えるような、命に危険のないものです。そのことが経験上わかっているせいか、頭痛がしてもがまんするという人もまた、少なくないようです。

とはいえ、習慣的に頭痛がしたり、偏頭痛《へんずつう》のようにガンガン、ズキズキする痛みがしょっちゅう襲ってくるようでは、やはり生活を楽しめません。市販の頭痛薬に頼るという手もありますが、「副作用が気になる」という人もいらっしゃるでしょう。

セルフ指圧は、こうした頭痛にとてもよく効きます。

たとえば、デスクワークの人が夕方になると頭痛が起こるような場合は、たいてい頭の筋肉のこりが原因です。頭蓋骨《ずがいこつ》の表面は、側頭筋や後頭筋などの筋肉と、そこから続く膜で覆《おお》われています。机にじっと座ったまま同じ姿勢でいると、頭部への血行が悪くなり、頭の筋肉が酸欠になって老廃物がたまり、痛みが生じるのです。

偏頭痛は、たいてい大後頭直筋が後頭部の椎骨《ついこつ》動脈を圧迫して、血流が悪くなって起こります。

いずれも頭部のセルフ指圧で血流や血管の動きが整い、痛みの症状が緩和します。

風邪などが原因で起こる一時的な頭痛にも、頭部のセルフ指圧は効果があります。「頭が痛いな」と感じたら、まずは指圧を。痛みは軽減しますし、副作用もありません。

頭部のセルフ指圧は、ボケや認知症の予防効果も期待できます。脳の血流を促すバイタルポイントを刺激して、神経細胞に酸素と栄養をスムーズに送り届けることで、脳の老化防止が期待できます。

なお、年をとってから頭痛が起きるようになったとか、風邪やケガをして以来頭痛がとれないとか、経験したことのない激しい痛みに突然襲われたなど、「何かおかしい」と感じるときには、すぐに病院へ行ってください。思わぬ病気が隠れていることもあります。

頭痛のセルフ指圧ポイント

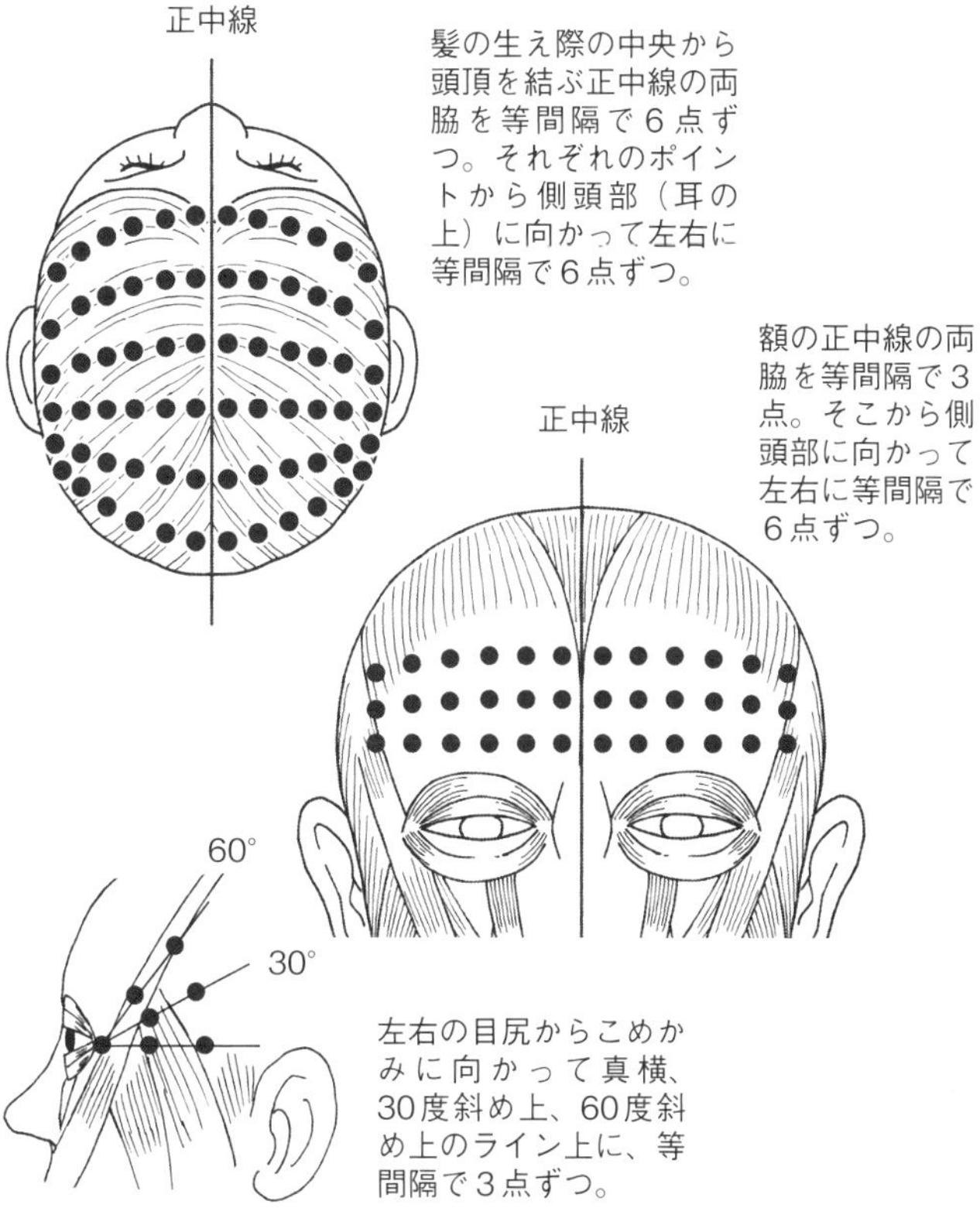
正中線
髪の生え際の中央から頭頂を結ぶ正中線の両脇を等間隔で6点ずつ。それぞれのポイントから側頭部（耳の上）に向かって左右に等間隔で6点ずつ。
正中線
額の正中線の両脇を等間隔で3点。そこから側頭部に向かって左右に等間隔で6点ずつ。
60°
30°
左右の目尻からこめかみに向かって真横、30度斜め上、60度斜め上のライン上に、等間隔で3点ずつ。

偏頭痛のある方は、痛むほうを念入りに指圧してください。
また、首や肩のこりから頭痛が起こっている場合は、首や肩を指圧し、血流を促すのも効果的です。

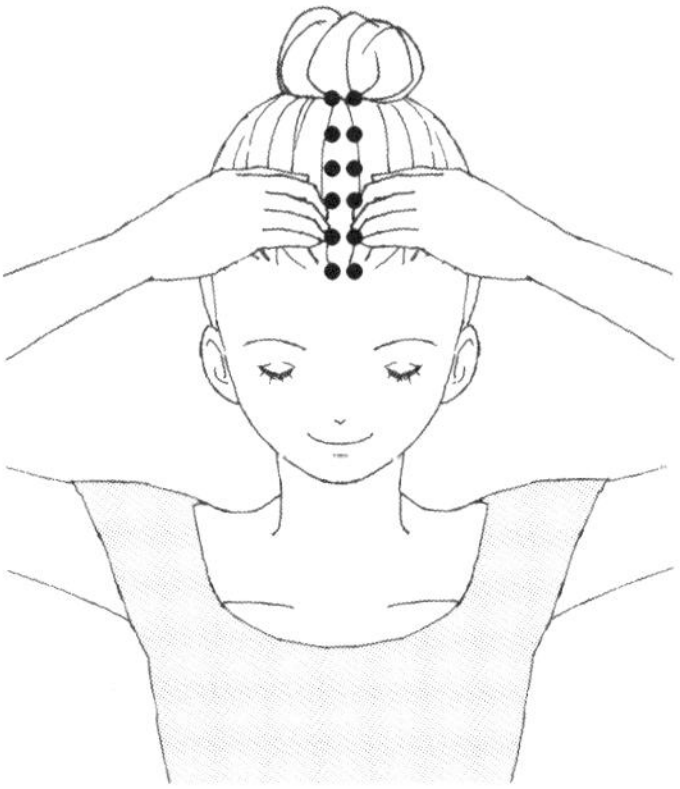

手順

①首の指圧を行う（64ページを参照）。

②両手の３指で、髪の生え際の中央から頭頂部まで等間隔で６点、１点３秒で３回ずつおしていく。

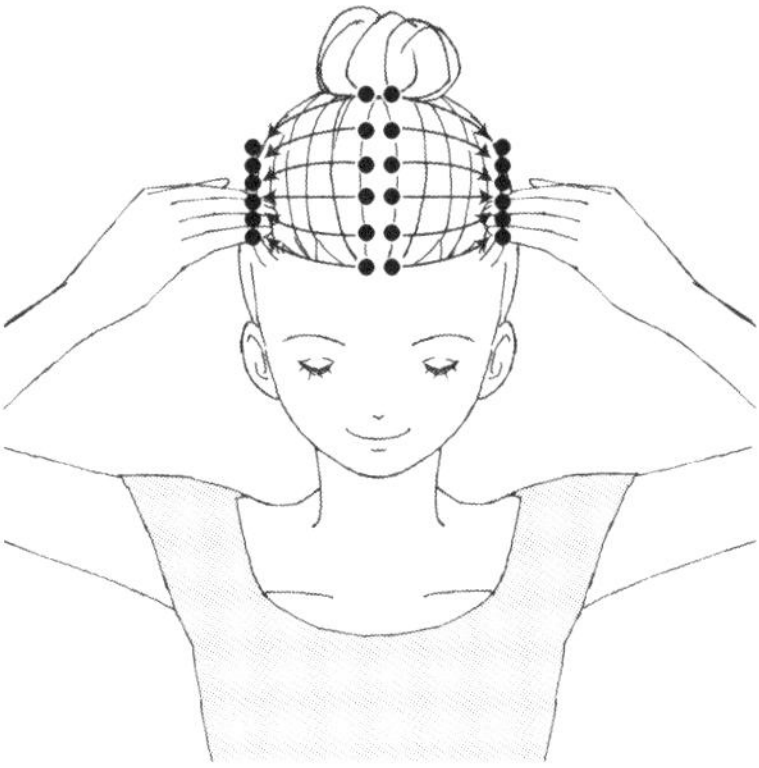

③②の指圧ポイントを起点に、側頭部に向かって左右同時に等間隔で６点ずつ、３指で１点３秒３回おしていく。

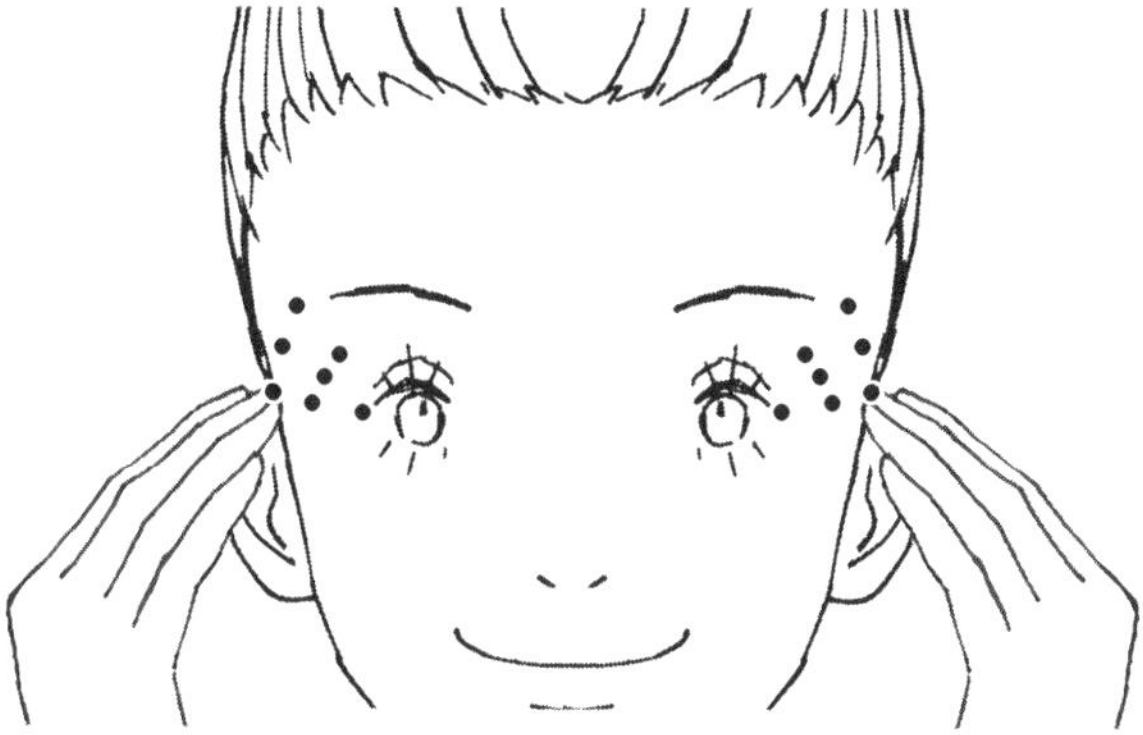

④左右の目尻からこめかみに向かって等間隔で３点、３指で左右同時に１点３秒３回ずつおす。目尻から30度ほど斜め上に３点、60度ほど斜め上に３点、同じ要領でおす。

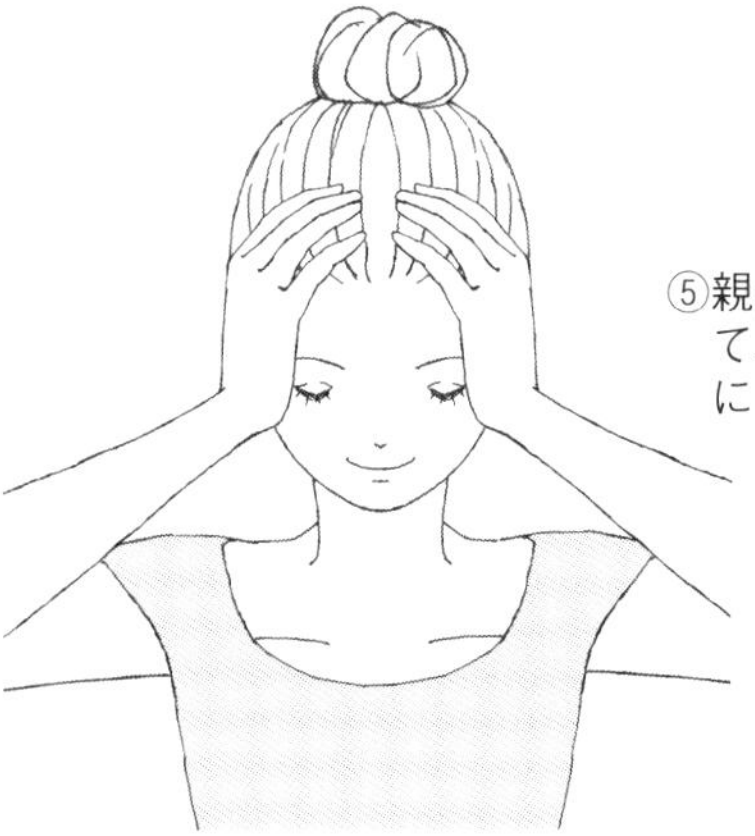

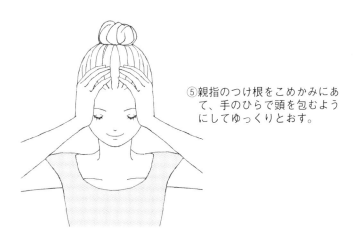

⑤親指のつけ根をこめかみにあて、手のひらで頭を包むようにしてゆっくりとおす。

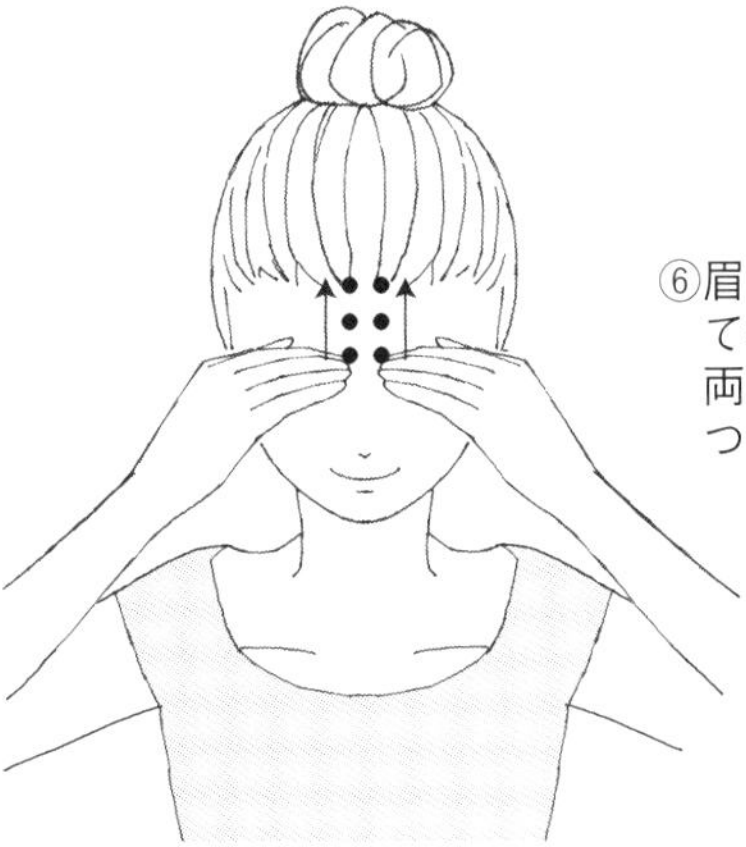

⑥眉間から髪の生え際に向かって等間隔で3点、下から上に両手の3指で1点3秒3回ずつおす。

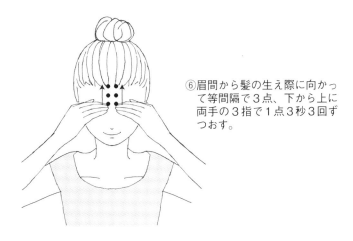

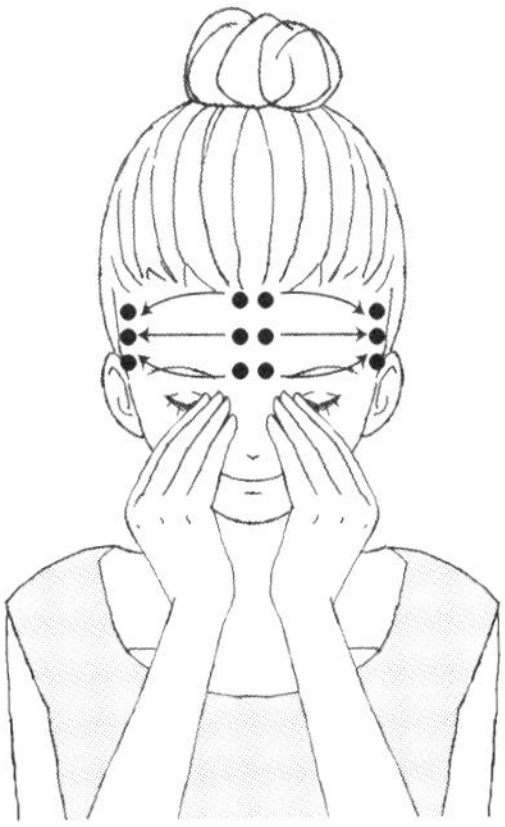

⑦⑥のポイント側頭部に向かって左右同時に等間隔で６点を、３指で１点３秒３回ずつおす。下から左右に６点、計３列を指圧する。

注意

３指指圧は、中指の指紋部を指圧ポイントにあて、３本の指紋部すべてに力を入れておす。

やっかいな「肩こり」をスッキリ解消

日本人にとって、もっとも馴染みの深い身体の症状といえば、肩こりでしょう。実際、女性が訴える症状の1位、男性で2位と、多くの方がその悩みを抱えています。

肩こりには、いわゆる普通の肩こりと、そうではない肩こりがあります。

普通の肩こりは、肩から首にかけての筋肉が疲労して老廃物が蓄積し、それがさらに血流を悪化させるという悪循環によって起こります。

肩の関節は全身の関節のなかでもっとも可動域が広く、細かくよく動く分、疲労しやすいのです。

そのうえ、肩から首にかけての筋肉は、約5キログラムもある重い頭を支え、さらに両腕を引っ張り続けたまま、じっとしていることが多く、ますます疲れやすい状態です。たとえば、猫背の人はもとより、デスクワークや読書、運転、パソコン、スマホと、日常生活では首や肩の筋肉が張ったまま一定の姿勢を保つことが多いからです。

また、私たちの身体は、精神的に緊張していたり不安を感じていたりするときには、交感神経が働くようにできています。交感神経が緊張すると血管は収縮します。すると、筋肉周辺の血行が悪くなって老廃物がたまり、筋肉疲労時と同じように肩こりが起こります。

つまり、普通の肩こりは、物理的に首や肩の筋肉に負荷がかかることと、精神的ストレスとによって起こります。

従って、肩こりを治したり予防したりするには、これら2つの要因を日常生活の中からできるだけ取り除きながら、筋肉の緊張を解いて血行をよくすることです。

生活習慣はすぐに変えられなくても、指圧ならすぐできます。

普通の肩こりなら、プロの手を借りなくても、セルフ指圧で肩の周辺を柔軟にし、血液循環をよくすることで、十分に解消できます。

といっても、指圧で痛みをとっても、悪い姿勢をあらためなければ、またすぐに肩はこって痛みます。それではイタチごっこになってしまいますので、姿勢の悪い人は、正しい姿勢を身につける努力をしましょう。

ちなみに、立っているときのよい姿勢は、軽くあごを引いて、おなかを引っ込め、背骨

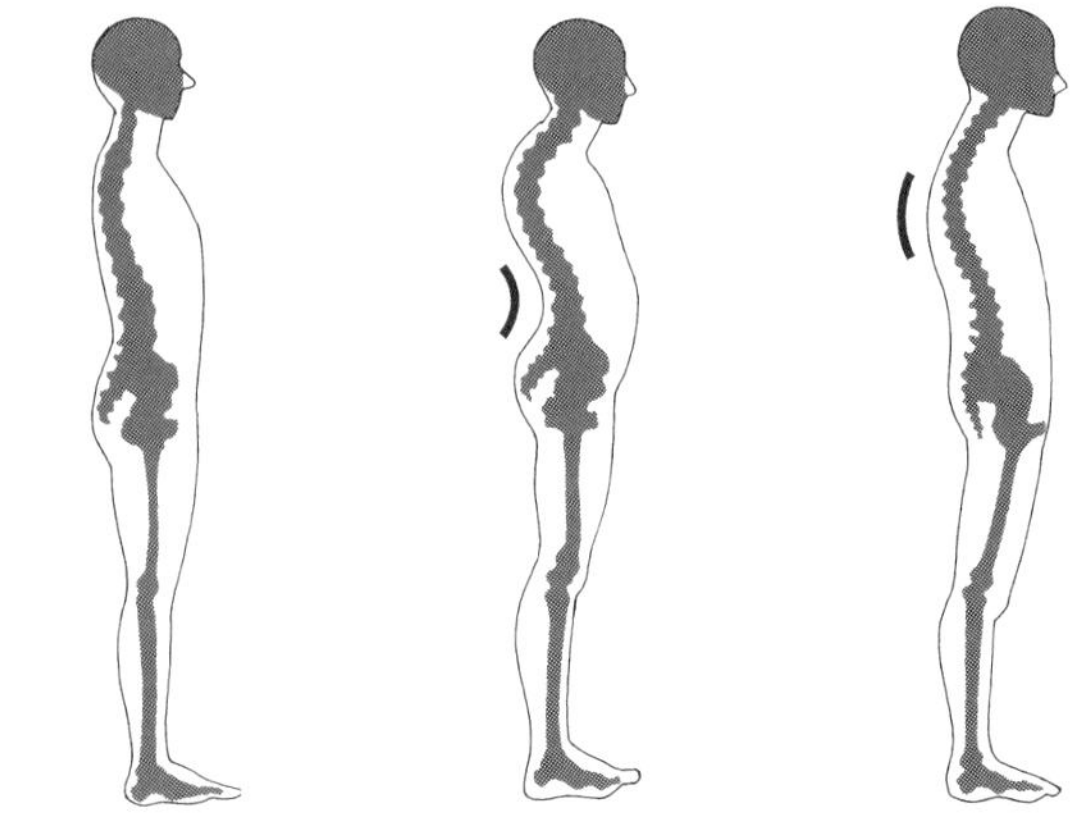

正しい立ち姿勢　そり腰の姿勢　猫背の姿勢

が緩やかなS字カーブを描いて自然に伸び、背骨の上にまっすぐ頭がのっている状態です。
また、デスクワークのときなど同じ姿勢を長く続けないよう普段から心がけることも大事です。

いつもと違う痛みを感じたり、こりの場所がよくわからなかったり、しびれを伴ったりするような場合には、ただの肩こりでない可能性があります。

たとえば、首の骨やその周辺に異常があったり、内臓の疾患によって痛みが起こっているのかもしれません。このような場合には、整形外科を受診し、医師とよく相談してから行うようにしてください。

肩こりのセルフ指圧ポイント

〈前面〉
左右の鎖骨の上のくぼみの真ん中あたり。

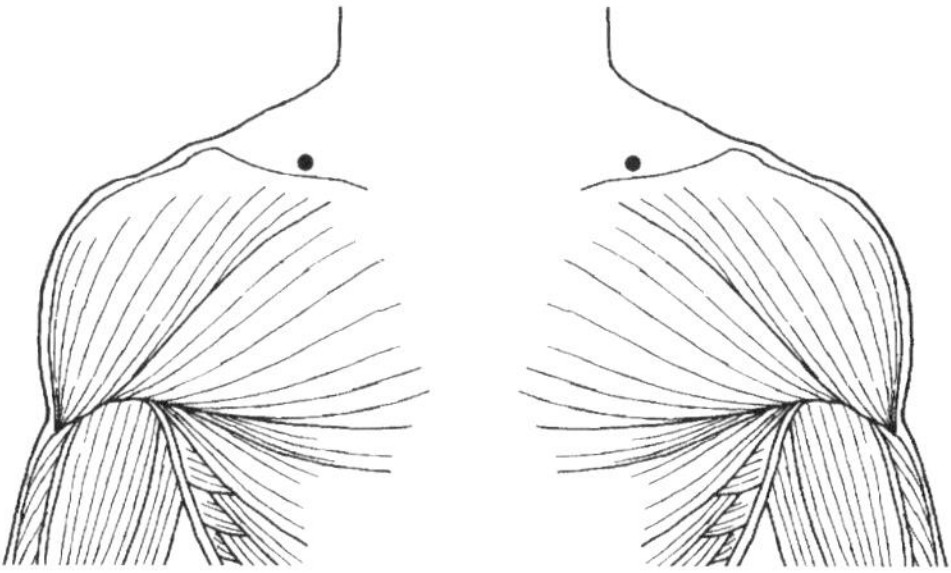

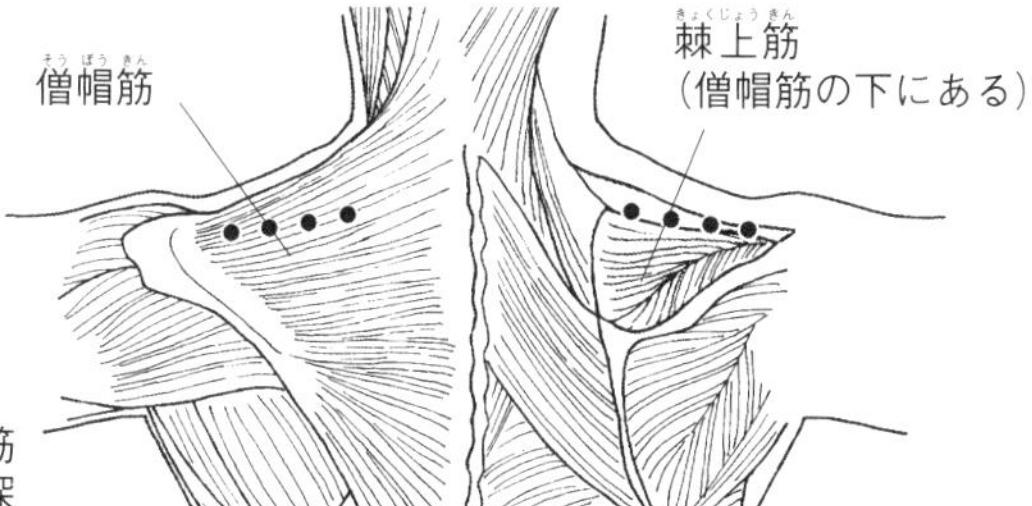

〈背面〉
肩の大きい筋肉、僧帽筋の深部に位置し、肩関節を動かす棘上筋の上４点ずつ。

パソコンやスマホの画面を見ながらでもできるので、こまめに行えば、肩こり予防になります。両肩をいっぺんにしないこと。必ず左からはじめましょう。首の筋肉の血行不良が原因であることが多いので、第２章の首の指圧をセットで行います。

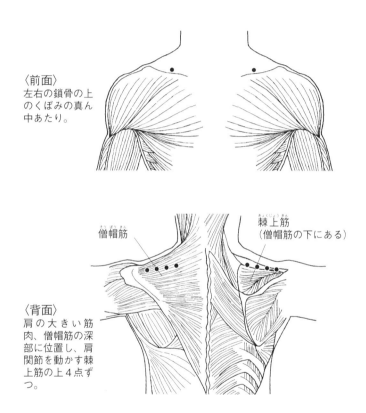

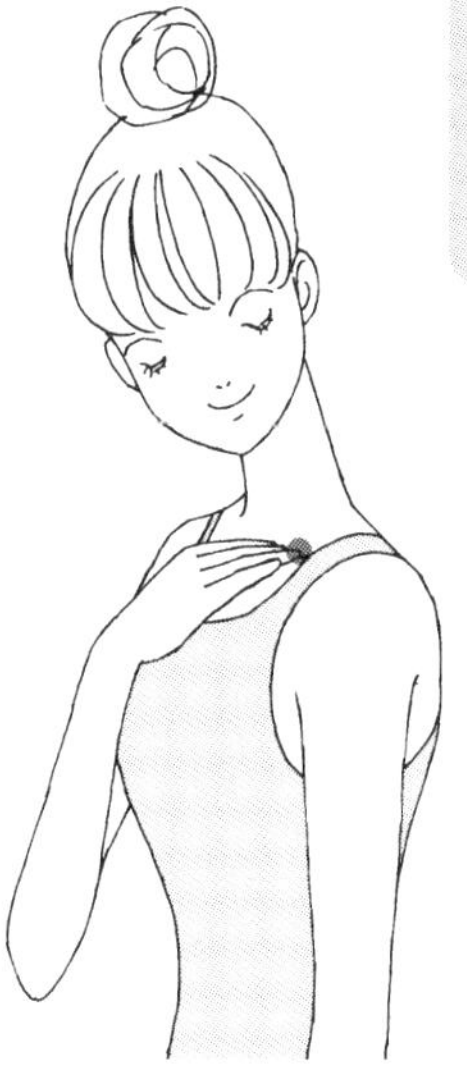

手順

①首の指圧を行う（64ページを参照）。

②右手の人差し指・中指・薬指をそろえて、左の鎖骨のすぐ上におき、ゆっくり力を加えながら５秒おして、力を抜く。これを３回繰り返したら、反対側も同様に行う。

注意

骨は絶対におさないこと。中指の指紋部を指圧ポイントにあてる。おすときは、体幹の中心（みぞおちの方向）に向かって、深部まで浸透させるイメージで、「気持ちいい」と感じる力加減でゆっくりと圧をかける。

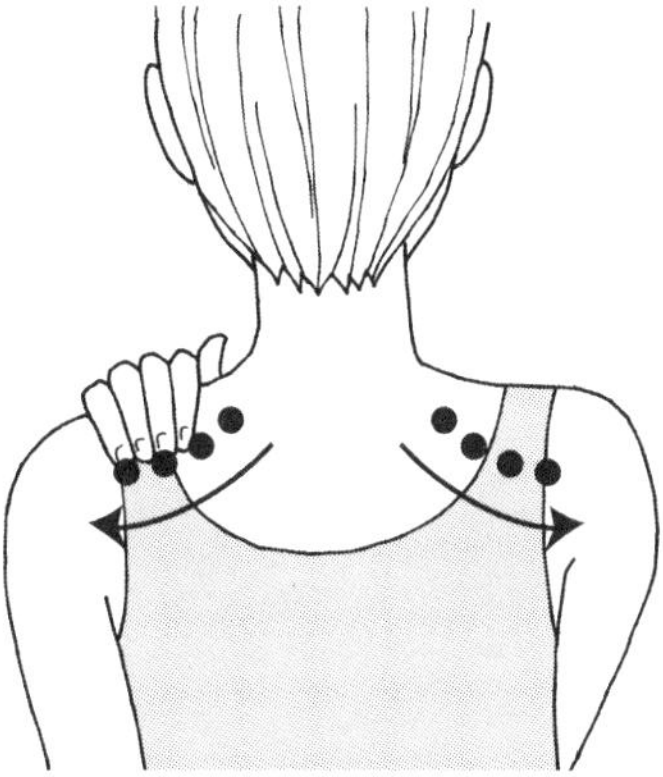

③右の親指以外の４本の指をそろえて丸め、左の肩の上におき、首のつけ根から肩先に向かい、棘上筋上の４点を１点３秒で３回ずつおす。中指の指紋部がポイントにあたるよう、手をずらしながら行う。右の肩も同様に行う。

注意

肩の後ろ側の棘上部の緊張緩和は、肩こり解消に非常に有効。筋肉が柔らかくなっていくのを確かめながら、ゆっくりとおすこと。なお、肩の骨をおさないように注意。

諦めていた「腰痛」が楽になる

腰痛は、男性が訴える身体の症状の1位、女性では2位と、肩こりと並んで悩みを抱える方の多い症状です。

じつは、2~3人に1人の割合で、生涯に一度は腰痛になると言われています。これは、人間がもともとは4本足で歩いていたのが、二足歩行になったためです。四足歩行の時代には、約5キログラムある重い頭を4本の足で支えていましたが、二足歩行になると、頭に加えて両腕の重みも、すべて腰で受け止めるようになりました。まっすぐ立った状態では、身体全体の約60パーセントもの重さを、腰一点で支えています。つまり、その腰の骨を支えている筋肉には、大きな負荷がかかっているわけです。

さて、第1章でも述べましたが、同じ姿勢を長時間続けたり、悪い姿勢や動作がクセになって、筋肉に無理な力がかかり続けると、筋肉の血行が悪くなります。すると、筋肉の細胞はエネルギー不足になると同時に乳酸などの疲労物質がたまって、硬くなります。いわゆる筋肉がこった状態になるのです。

筋肉がこって固まると、さらに血液が通りにくくなり、ますます血流不足になるという負のスパイラルに陥ります。運動不足や加齢によって筋肉が弱ると、さらに状況は悪化します。

この筋肉のこりが肩で起こると「肩こり」になり、腰で起こると「腰痛」になります。ひと口に「腰痛」と言っても、いろいろなタイプがあり、原因もさまざまですが、大きな原因のひとつは、こうした腰まわりの筋肉の血行不良で起こるこりなのです。

軽い腰のこりなら、腰のセルフ指圧で血流を回復させることで、簡単に解消できます。また、こりの状態が慢性化している「腰痛持ち」の人も、セルフ指圧を続けることで症状はどんどん緩和していきます。

このように、腰部の血流不足による腰のこりが原因の腰痛は、たいていセルフ指圧で予防・改善できます。

ただし、肩こりと同じで、腰痛も普段の姿勢が悪いと、指圧で痛みをとっても、またすぐに腰まわりの筋肉がこって痛みが再発します。普段からいい姿勢を身につけ、なるべく腰に負担のかからない生活を心がけましょう。とくに、中腰スタイルで作業を続けたり、急に振り向くような動作は、腰によくありません。腰に問題を抱えている人は、こうした動作を行うときはくれぐれも用心するよう肝に銘じてください。

腰の指圧トレーニングで予防措置を

さて、一部の腰痛には、なかなか治らないものや、再発を繰り返すもの、外科的手術の必要なものもあります。

たとえば、背骨と背骨をつなぐ椎間板《ついかんばん》がはみ出して、背骨の中を走る神経を圧迫する「椎間板ヘルニア」や、脊柱管《せきちゅうかん》が狭くなって、中を通る神経を刺激する「脊柱管狭窄症《きょうさくしょう》」などです。

このような骨の変形を伴う症状の場合でも、指圧によって、日常生活に支障をきたさないまでに回復できることもあります。

たとえば、私の治療院の患者さんで、重度のヘルニアで医師に手術をすすめられたという方がいらっしゃいました。「手術はいつでもできるから、まず指圧をして様子をみたらいかがですか」と言って定期的に施術を行ったところ、次第に症状が改善して、手術をしないで治ったケースもあります。ただし、自分で指圧をする場合は、必ず医師とよく相談してから行ってください。

心配のない腰痛と、整形外科を受診したほうがいい腰痛とを見分けるには、腰のストレッチが役立ちます。椎間板ヘルニアでは腰を前に曲げると痛み、脊柱管狭窄症では後屈をすると痛みます。もし「最近、前屈をするのがつらい」と感じるなら、ヘルニアになりかかっているサインと捉えて、姿勢に気をつけたり、病院を受診するなど、自分で予防措置をとることができます。

このように、ストレッチによって、自分の腰の状態をおおよそ自己判断することができるので、腰痛のセルフ指圧を行うときは、必ず腰をしなやかにする「腰の指圧トレーニング」を組み合わせて行ってください。

指圧トレーニングで腰まわりを動かすと、血行がよくなり、腰の筋肉が柔軟になるので、指圧の効果がさらに高まるというメリットもあります。

また、近年の研究で、ストレスが腰の痛みを増幅させることや、「快楽ホルモン」と言われる脳内物質のドーパミンが、痛みをコントロールしていることがわかってきました。ストレスを放置していると、脳内物質のバランスが崩れドーパミンの分泌が悪くなって痛みが増し、その痛みが新たなストレスとなって、さらにドーパミンの分泌が減って痛みが増幅するという悪循環に陥ってしまいます。慢性腰痛の多くはこうして起こるのです。

たとえば、デスクワークの合間にちょっと立ち上がって「腰の指圧トレーニング」をすれば、緊張して固まっている筋肉をほぐして、腰椎の動きをなめらかにすると同時に、全身の血流が促されて疲労回復やリフレッシュにもなります。

身体の真ん中にあり、上半身と下半身とをつなぐ腰は文字通り身体の要、健康のバロメーターとも言える部位です。

生活パターンに合わせて、指圧トレーニングとセルフ指圧を上手に取り入れて、身心ともに健康で快適な毎日を送りましょう。

腰のセルフ指圧ポイント

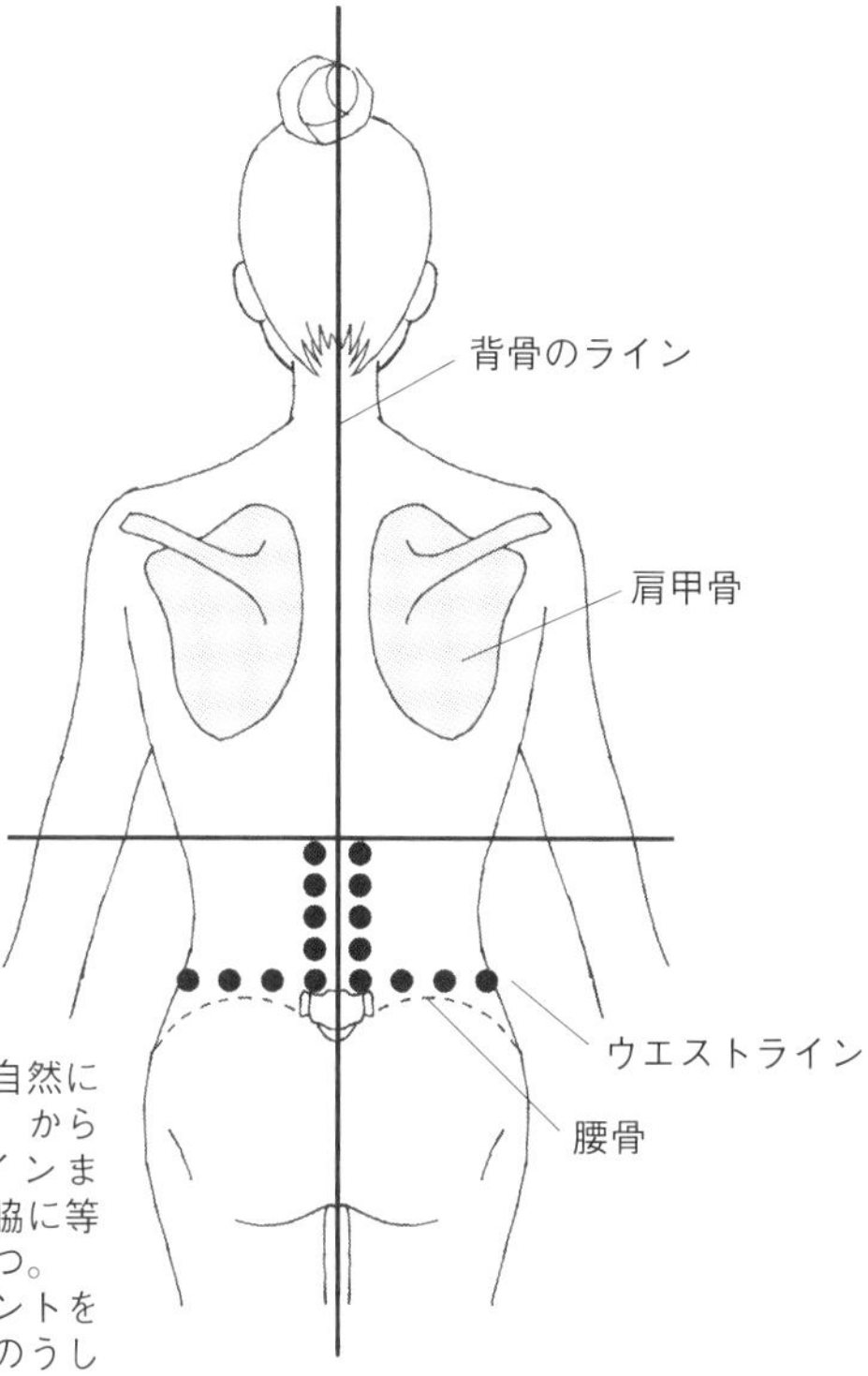

肩甲骨の下（自然に手が届く位置）からウエストラインまで、背骨の両脇に等間隔で５点ずつ。
一番下のポイントを起点に、体側のうしろ側まで等間隔に４点ずつ。

腰痛のセルフ指圧は、ポイントをおしながら腰を後屈させてストレッチするという運動療法を組み合わせているのが特徴です。指圧とストレッチの相乗効果で、腰まわりの大きな筋肉が柔軟化して、腰痛を解消できます。

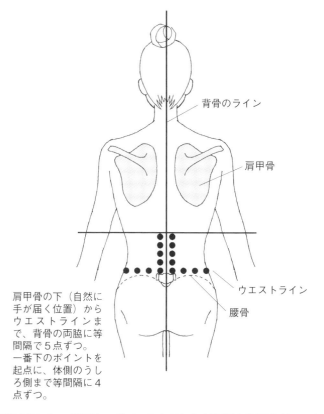

指圧トレーニング
手順

腰の筋肉が硬いと、それだけで腰に負担がかかるので、腰痛解消にはストレッチが非常に有効。反動をつけて無理にストレッチをすると、かえって腰を痛めるので注意。

前屈

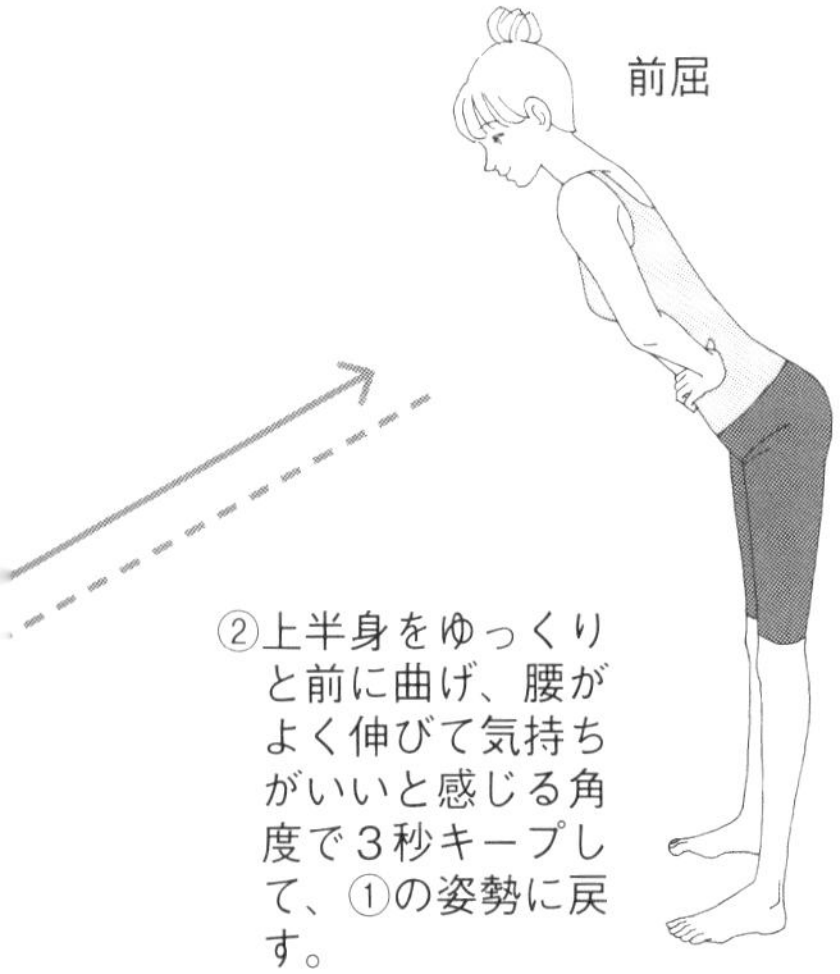

②上半身をゆっくりと前に曲げ、腰がよく伸びて気持ちがいいと感じる角度で３秒キープして、①の姿勢に戻す。

後屈

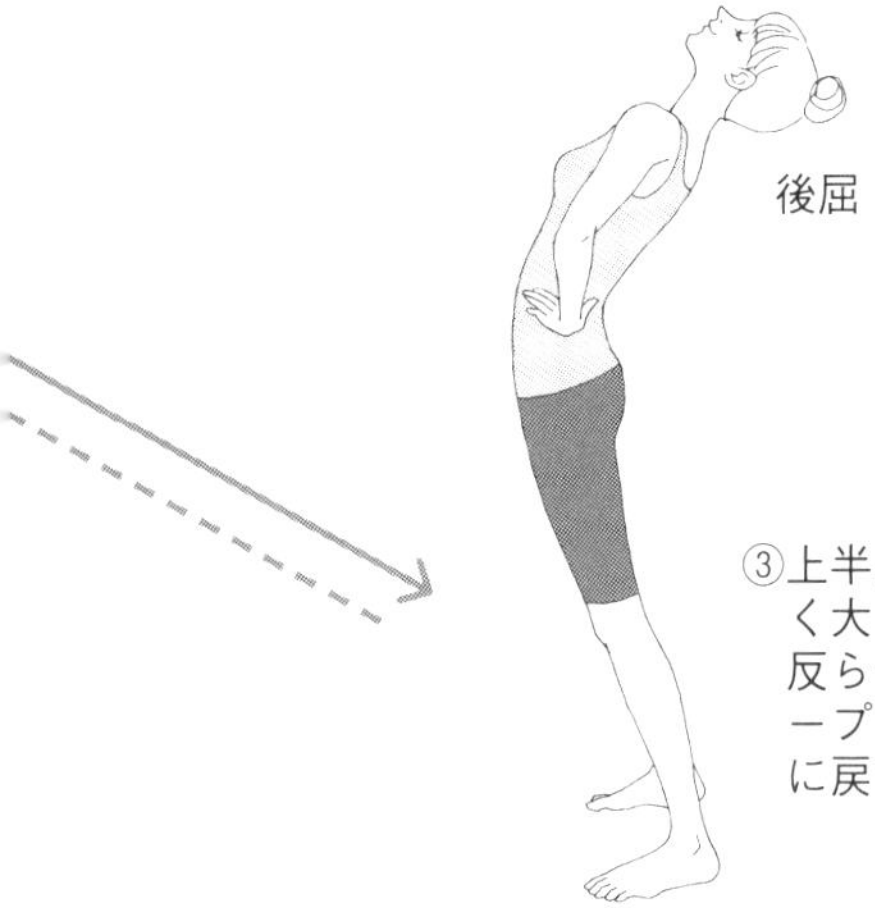

③上半身をなるべく大きく後ろに反らせて３秒キープし、再び①に戻す。

＊前後屈を交互に３回繰り返す。

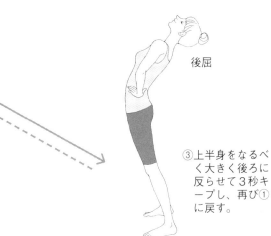

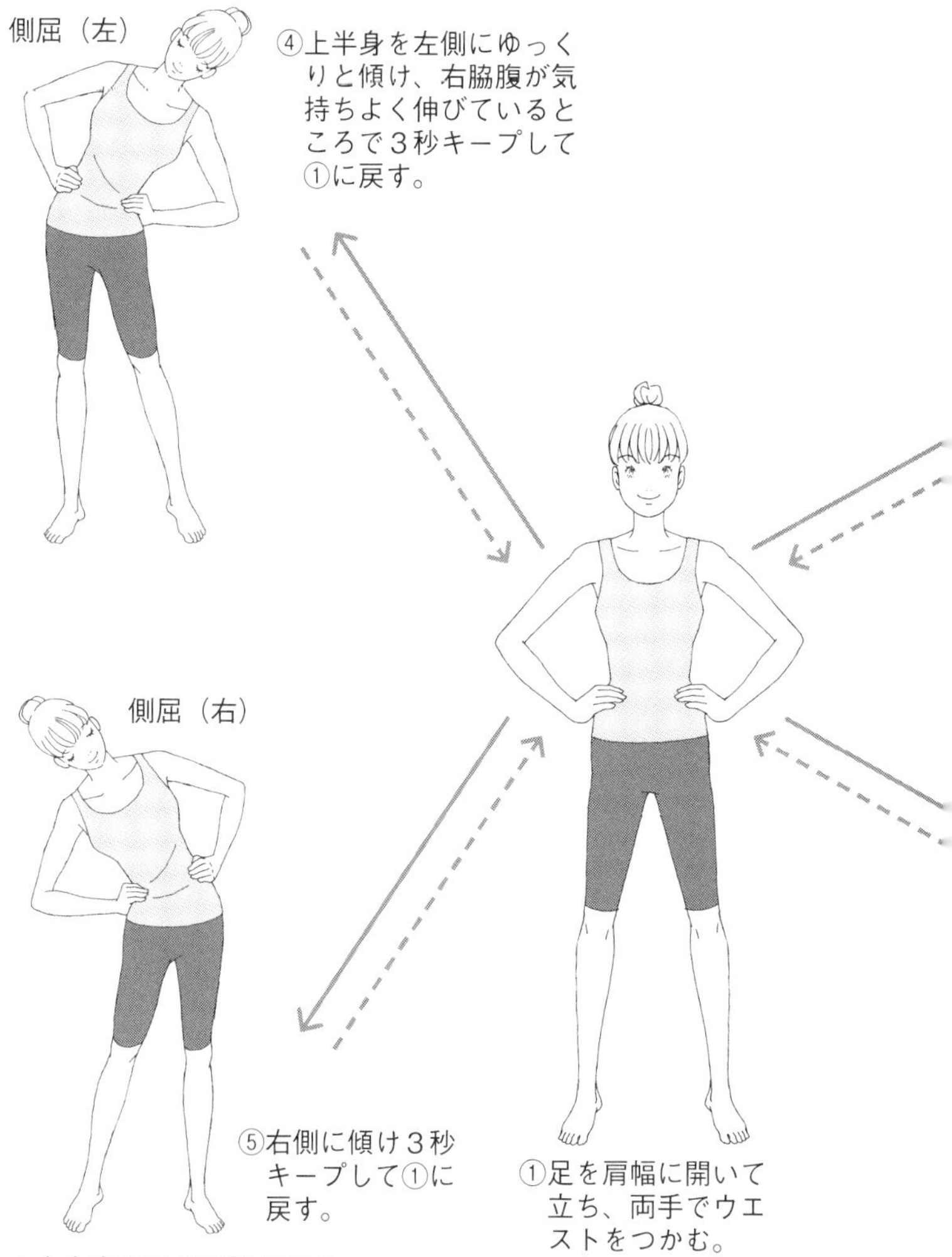
側屈（左）
④上半身を左側にゆっくりと傾け、右脇腹が気持ちよく伸びているところで3秒キープして①に戻す。
側屈（右）
⑤右側に傾け3秒キープして①に戻す。
①足を肩幅に開いて立ち、両手でウエストをつかむ。

＊左右交互に3回繰り返す。

セルフ指圧
手順

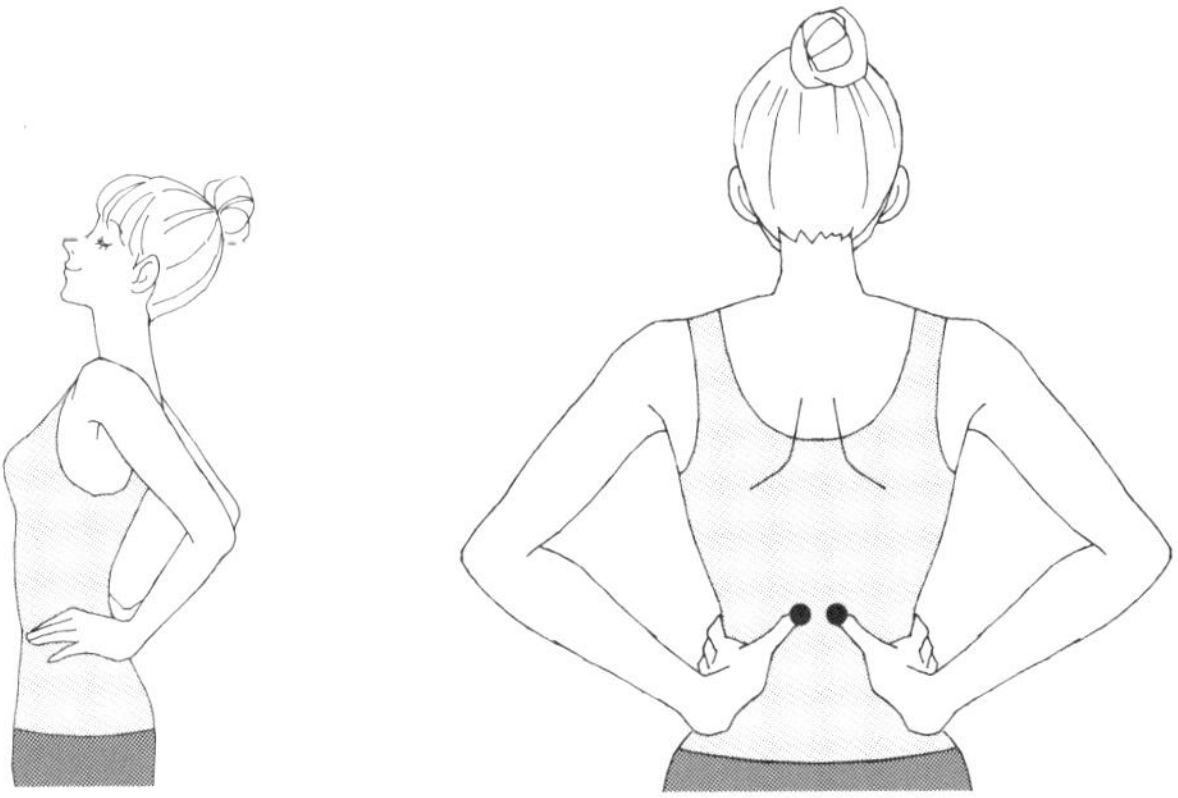

①肩甲骨のすぐ下の指圧ポイントに、親指の指紋部をあて、左右同時におす。このとき、同時に腰をグーッと前に押し出し、腰を後屈させながら行う。３秒おしたら指を離し、腰を元の位置に戻す。これを３回繰り返す。

注意

親指以外の４指で側腹部をつかむと、おしやすくなります。腰の痛みがひどいときは、ストレッチは省略。また、腕がポイントまで上がらないときは、届く場所で行う。無理のない範囲で行うこと。

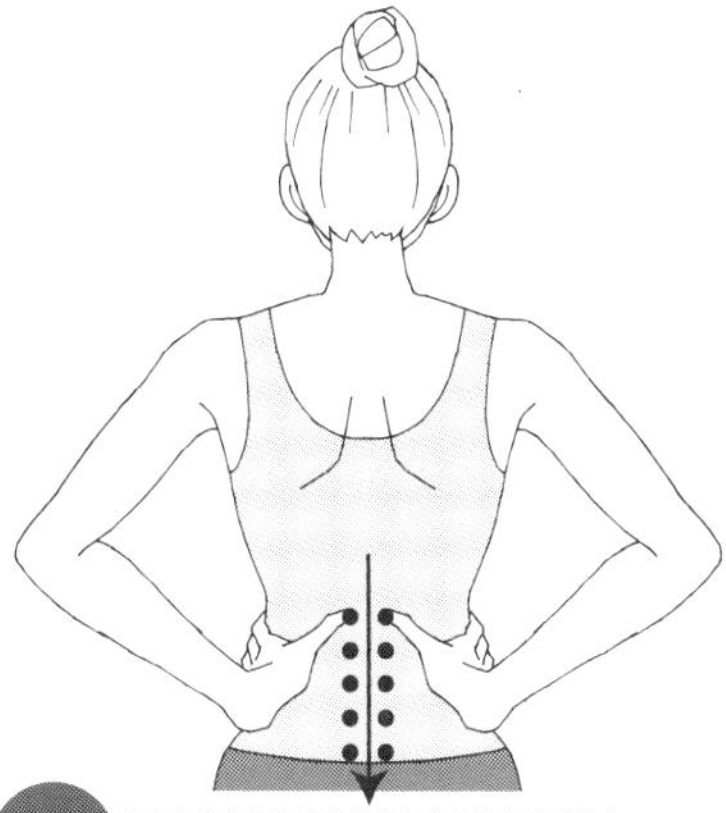

②①のポイントからウエストラインに向かって、同じ要領で上から順に5点おしていく（後屈しながらおす）。

注意
背骨をおさないよう、くれぐれも注意。

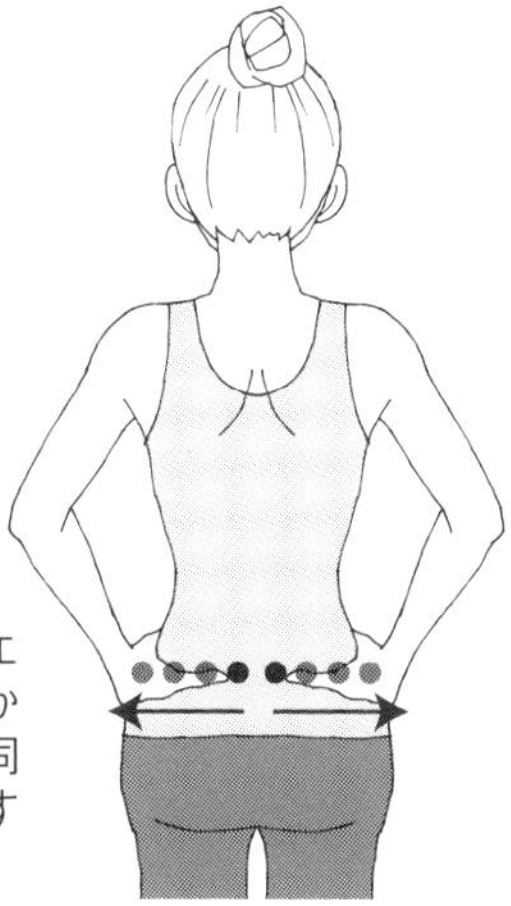

③5番目のポイントからウエストライン上を外側に向かって4点を指圧しながら同時に①と同じ要領で後屈する。

注意
ウエストライン上の指圧ポイントは、腰骨のすぐ上にあるので、骨をおさないよう注意。腰に違和感を覚えるときは、無理をしないこと。

「足の冷えやむくみ」をたちまち解消

夕方になると脚がむくんだり、だるくなったり……。

そんなよくある症状なら、第2章でご紹介した脚のトレーニングや脚のつけ根のセルフ指圧を行うだけで解消できます。

それでもとれないような不快な症状、たとえば「飛行機に長時間乗っていて、座席にじっと座り続けていたら、一度脱いだ靴が入らなくなるほどむくんだ」とか、「一年中足が冷えて、夏でも靴下をはかないと眠れない」など、激しいむくみや慢性的な冷え性の場合には、下腿部《かたい》（ひざから下）を集中的にケアする指圧をプラスしましょう。

さて、「下肢の循環をよくするには、ふくらはぎのケアが有効」ということは、よくご存じだと思います。問題は、その方法です。

前述したように、循環をよくするには、静脈やリンパを刺激するより、動脈指圧のほうが効果的です。それはふくらはぎも同じです。ふくらはぎの筋肉の中を走る動脈を指圧することで、静脈とリンパの流れもよくなります。

これだけでも症状は軽くなりますが、ひざ下の指圧では、さらに、脚のすねの筋肉（前脛骨筋《ぜんけいこつきん》）と、脚の横の腓骨筋《ひこつきん》とに沿った動脈をそれぞれ指圧するので、効き目は格段にアップします。

ひざから下を、前から横から後ろからと全方位的に指圧することで、脚のすみずみまで素早く活性化され、てきめんに循環がよくなるのです。

私は、海外出張が多く、国際線によく乗りますが、必ず下腿部の指圧をするので、むくみ知らずです。私が指圧をしていると、まわりの乗客の方々に「教えてほしい」と頼まれ、にわか講習会を開くこともよくあります。みなさん、指圧をしたとたんに「脚が楽になった」といって喜んでくれます。それほど効き目が速いのです。

ひざ下の指圧には、静脈がうっ血して血管内の弁が壊れ、逆流した血液が滞って静脈が膨らむ「下肢静脈瘤《りゅう》」の予防効果もあるなど、ふくらはぎや足裏のマッサージでは得られない大きな満足感を得られます。

女性の中には、慢性的なむくみや冷え性に悩んでいる方も多いようです。

脚は、全身でもっとも心臓から遠い部位です。心臓から勢いよく送り出された動脈血も、脚に届くころには勢いが衰えています。しかも、その状態で静脈にスイッチし、老廃物を回収しながら重力に逆らって下から上へと血液を運び、心臓に送り届けなくてはなりません。

このように、脚は、動脈血がすみずみまで届きにくく、静脈血も流れにくいため、全身の部位の中でも冷えたりむくんだりしやすいところです。

とくに女性は男性より筋力が弱く、収縮運動で血流を促す力も弱いため、冷えやむくみの症状が出やすいのです。症状がつらいときだけでなく、昼休みなどに日常的に指圧を行うことをおすすめします。夜はテレビを見ながら、お風呂にゆっくり入りながら、指圧をするのもいいでしょう。

指圧で血行を促しながら、身体を温めて循環をよくする生活も心がけてください。

寒い季節やクーラーのきいた部屋では重ね着やひざかけなどで保温をし、湯船にゆっくりとつかって身体を芯から温め、軽い運動をする。食事ではタンパク質を十分にとり、ショウガやネギなど身体を温める効果のある食品を取り入れるのもおすすめです。

むくみの指圧ポイント

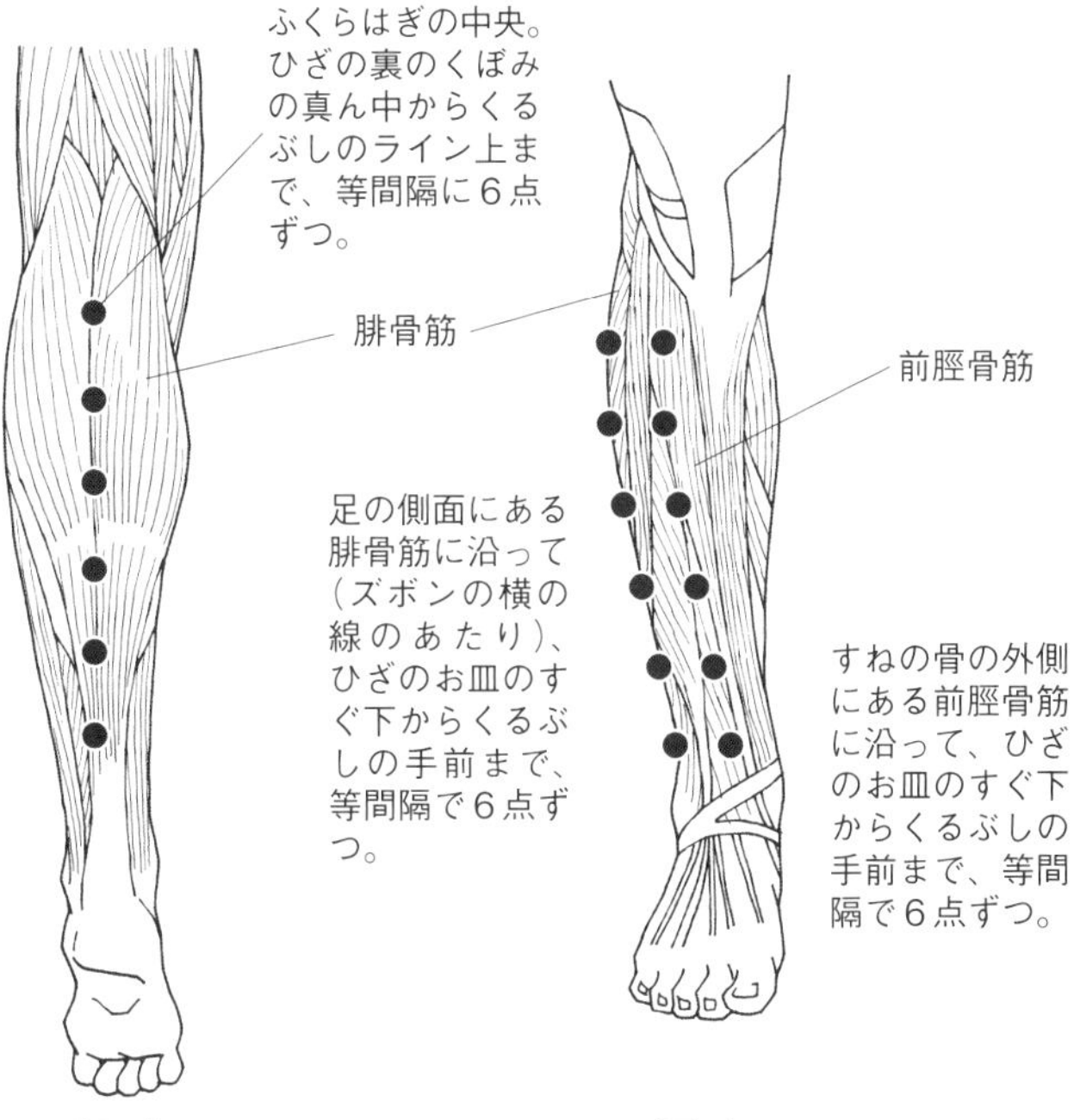
ふくらはぎの中央。ひざの裏のくぼみの真ん中からくるぶしのライン上まで、等間隔に6点ずつ。
腓骨筋
前脛骨筋
足の側面にある腓骨筋に沿って（ズボンの横の線のあたり）、ひざのお皿のすぐ下からくるぶしの手前まで、等間隔で6点ずつ。
すねの骨の外側にある前脛骨筋に沿って、ひざのお皿のすぐ下からくるぶしの手前まで、等間隔で6点ずつ。

〈図2〉　〈図1〉

ひざのすぐ下のポイントから始めて、くるぶし方向に順におしていきます。
第2章の脚の指圧トレーニングと脚のつけ根の指圧で下肢への動脈血を増やしておきましょう。

手順

①脚の指圧トレーニングをする（97ページを参照）

②脚のつけ根の指圧をする（95ページを参照）

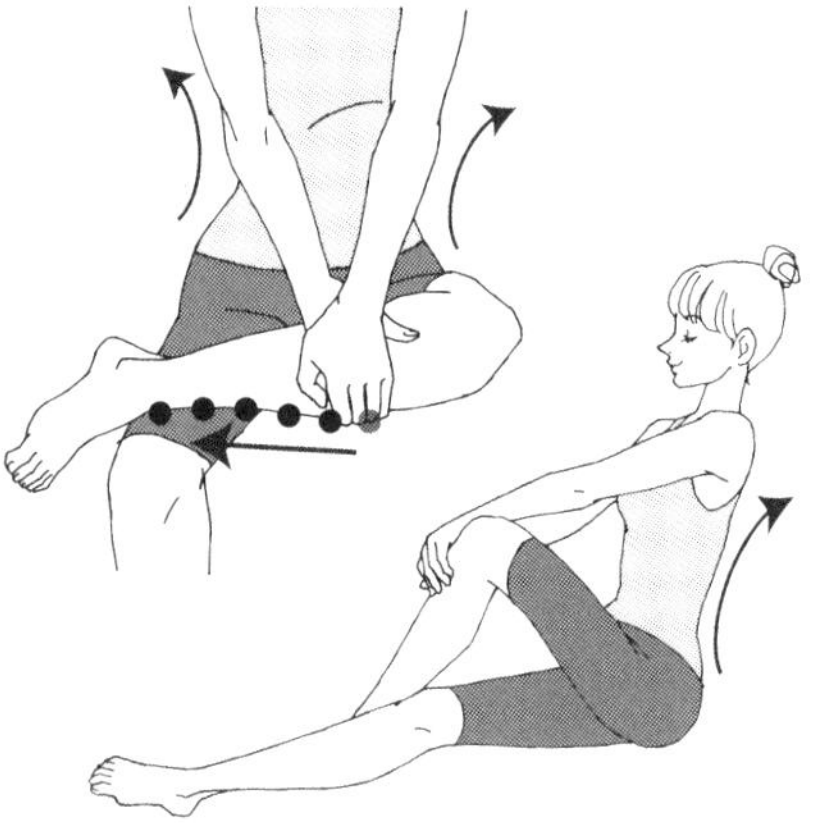

③いすに腰かけるか、床に座る。左脚を右脚の上に組み、右手の4指をそろえて左手を重ね、左脚の前脛骨筋のいちばん上のポイントにあてる。そこから、いちばん下のポイントまで6点おす。おしながら、背中を後ろに反らせるストレッチを加えると力が入りやすい。1点3秒3回ずつ。
＊127ページ〈図1〉参照

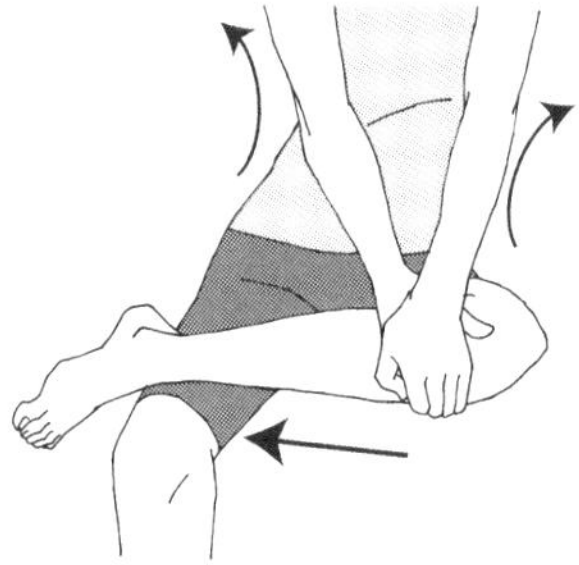

④前脛骨筋のさらに外側の腓骨筋に沿ったポイントを同じ要領でおす。
＊127ページ〈図1〉参照

注意
指をフック状にして骨にかけずに、必ず指紋部でおす。

＊左脚が終わったら、右脚も③④の手順で指圧する。

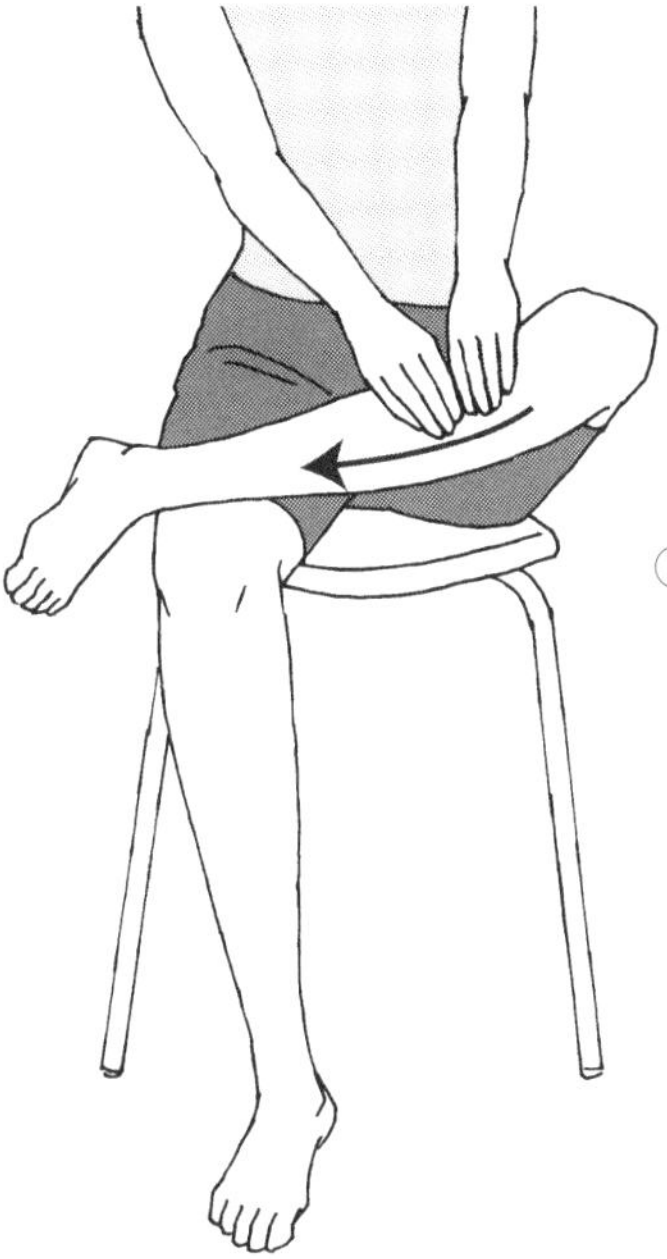

⑤ふくらはぎを見下ろすようにし、両手の親指をふくらはぎのポイントにあて、4指をそろえてすね側におき、両方の親指同士をつけてふくらはぎのポイントにあてて、上から6点ずつ、1点3秒で3回ずつ指圧する。左脚から行う。
＊127ページ〈図2〉参照

注意

親指以外の4指同士が離れると力がポイントに集中しないので、しっかりそろえてすねを包むようにする。

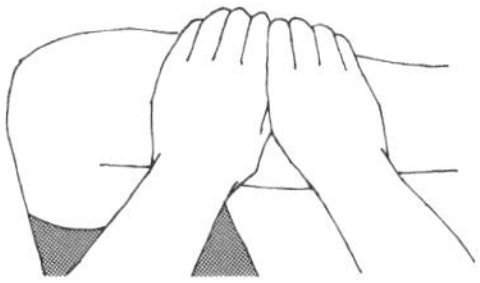

「腕のこわばりや痛み」を癒やす

いまや、デスクワークにパソコンは必要不可欠。家でもゲームにネットショッピングにと、各家庭に数台はあるのが当たり前の時代になりました。

ところが、パソコンにつきもののマウスを操作することで、腕がこわばったり、痛みを感じるケースが増えています。これらの症状は、「頸肩腕《けいけんわん》症候群」と呼ばれ、赤ちゃんを抱っこするお母さんたちもなりやすいと言われています。

こうした腕の不快感を改善するには、肩から腕にかけてじっくり指圧して、血行を促すことが大切です。仕事中はもちろん、起きてすぐに行うと非常に有効です。

また、脇の下には、腕（上肢）の動脈のメインルートである腋窩《えきか》動脈と、腕から血液を集める腋窩静脈、さらに腕からリンパを集める腋窩リンパ節とが通っています。ここを押圧することで、心臓から遠く滞りがちな腕の血液循環を一気に活性化することができるのです。

腕の指圧ポイント

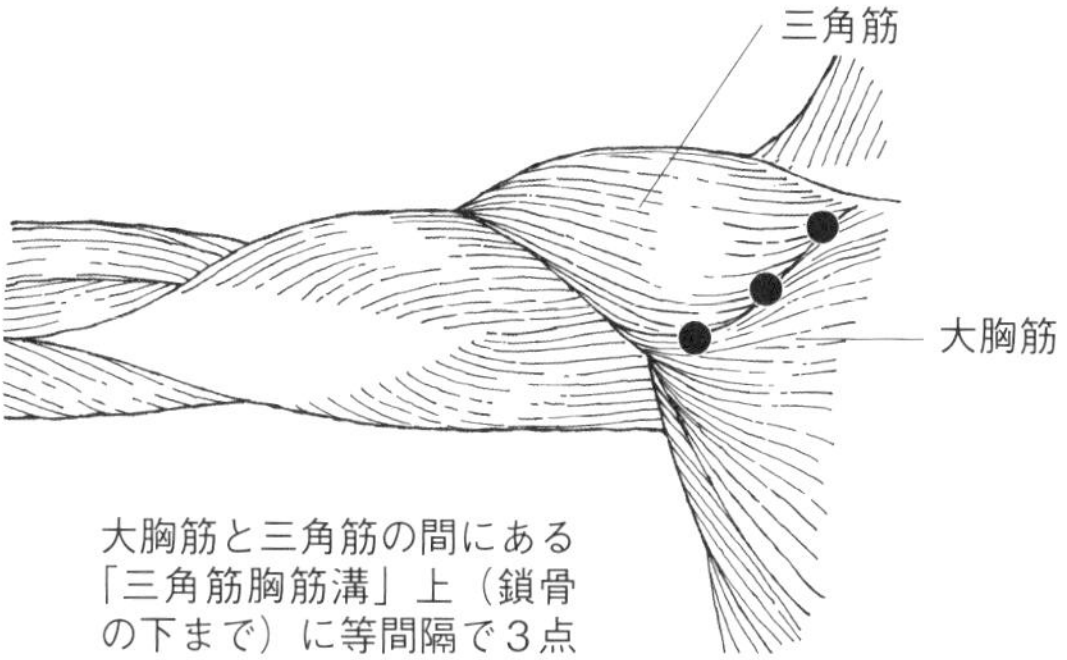

大胸筋と三角筋の間にある「三角筋胸筋溝」上（鎖骨の下まで）に等間隔で３点ずつ。腕のつけ根に手をあてて肩を動かすと、くぼみが確認できるところ。

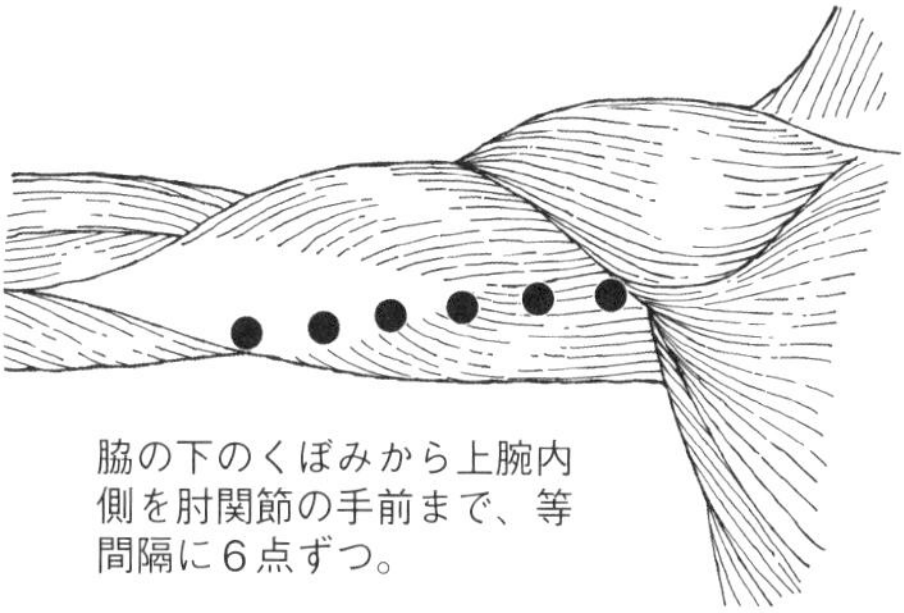

脇の下のくぼみから上腕内側を肘関節の手前まで、等間隔に６点ずつ。

三角筋胸筋溝の深部には、胸肩峰動脈からはじまる動脈が走っていて、腕のつけ根まわりの筋肉に血液を送り込んでいます。ここを刺激することで、上腕の筋肉の血行をよくして、疲れを癒やすことができます。

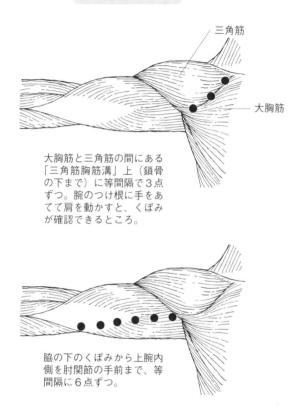

手順

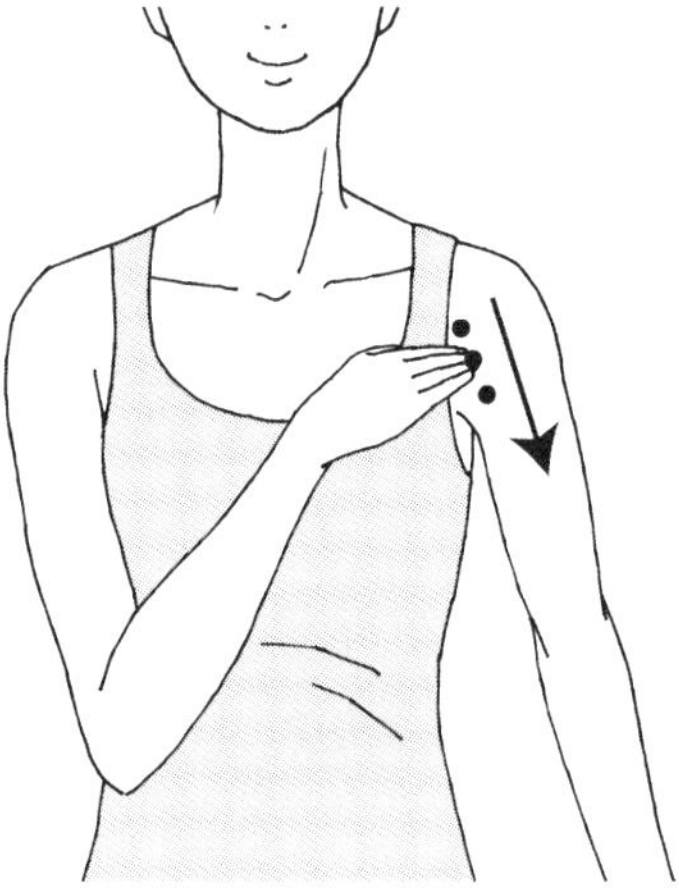

①右手の人差し指・中指・薬指の３指で、左腕のつけ根のくぼみの上端から下端までの３点を、上から順に１点３秒３回ずつおす。右腕も同様に行う。

注意

３指をそろえ、中指の指紋部が指圧ポイントにあたるようにしておす。

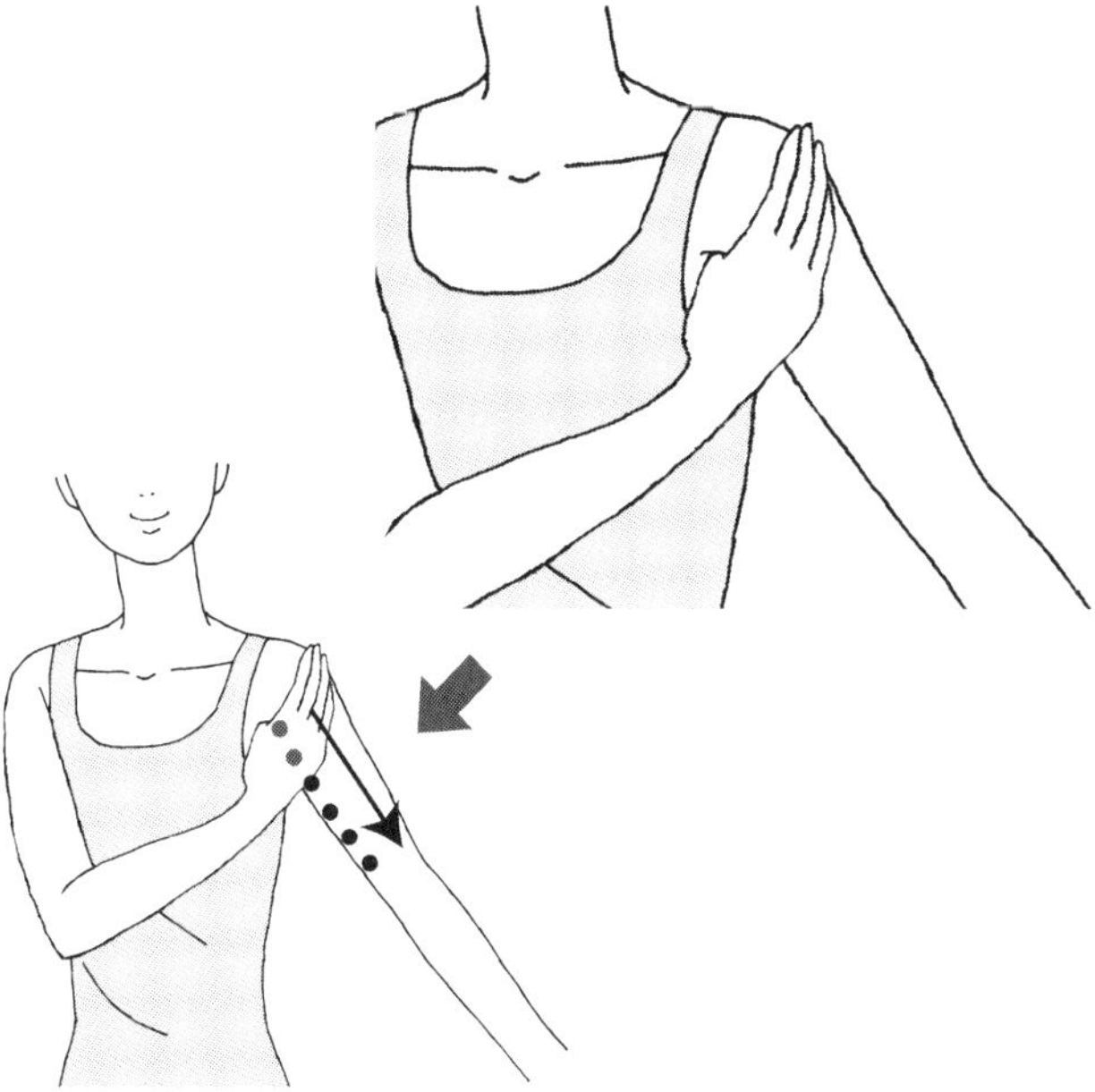

②次に、左腕のつけ根に、右手の親指と人差し指の間の股を密着させ、脇の下を親指で真上（垂直方向）に3秒おす。これを3回繰り返す。さらに肘の関節の手前までの計6点を、同じ要領で1点3秒3回ずつおす。右腕も同様に行う。

注意　上腕を指圧するときは、皮膚に対して垂直におす。

「手先の冷え」や「指の疲れ」が消える

パソコンのキーボードやマウスの操作に加え、スマホの急速な普及によって、指先の疲れや痛みを感じる方が増えています。

疲れに気づかず放置したせいで、慢性的な関節炎や指のしびれを発症してしまったという話もよく聞きます。

それでなくても、指はよく使う部位です。ときどき指圧によるトリートメントをして、疲れを癒やしてあげましょう。

指先の血行がよくなるので、手の冷えも解消します。

「腕のこわばりや痛みを癒やす」の項目でご紹介している、脇の下から肘にかけての指圧をあわせて行うと、効果はさらに高まります。

手の疲れの指圧ポイント

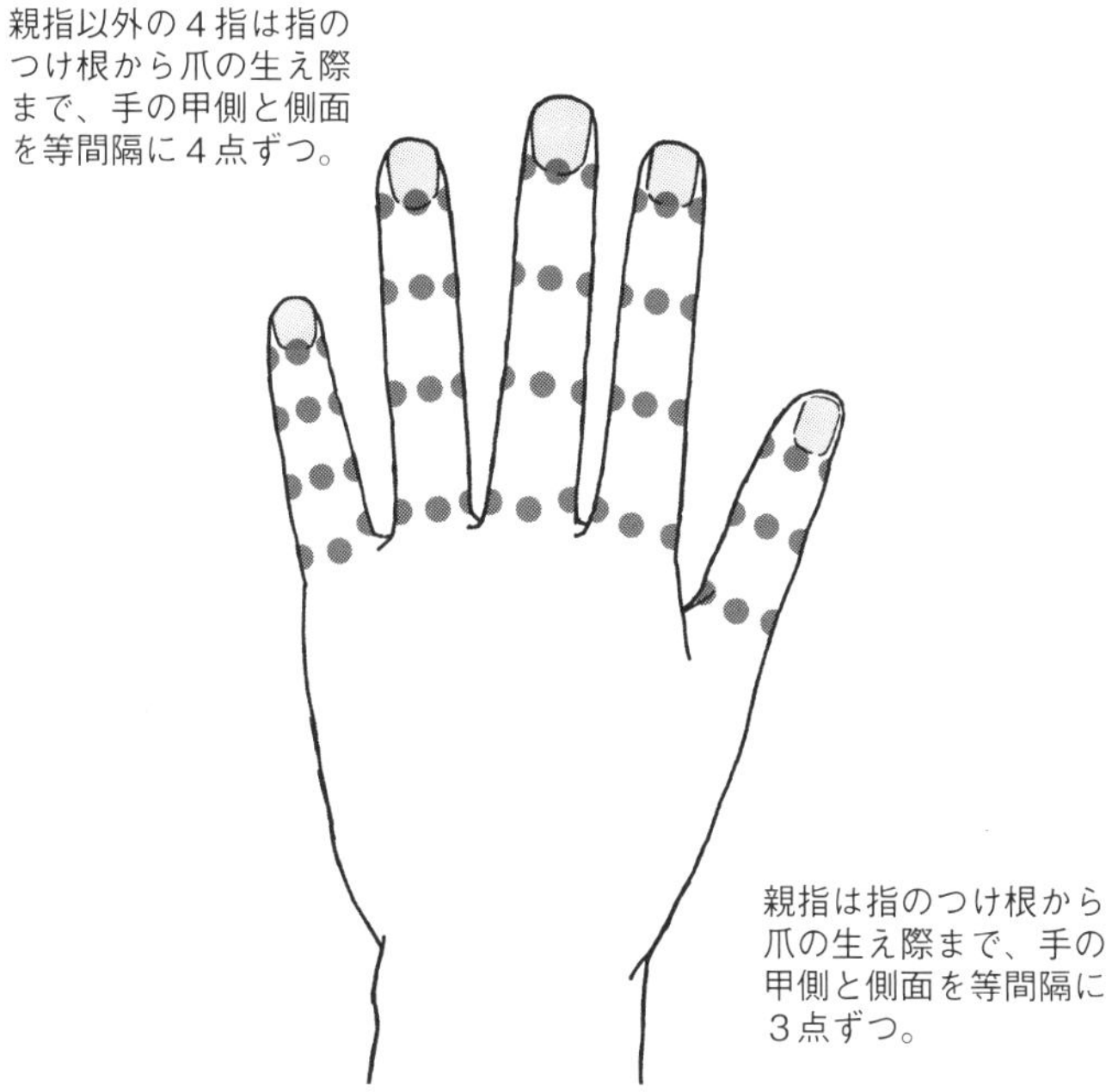
親指以外の４指は指のつけ根から爪の生え際まで、手の甲側と側面を等間隔に４点ずつ。
親指は指のつけ根から爪の生え際まで、手の甲側と側面を等間隔に３点ずつ。

どのポイントも、関節をおさないよう注意して行いましょう。脇の下から肘にかけての指圧（133ページ参照）をあわせて行うとより効果的。

手順

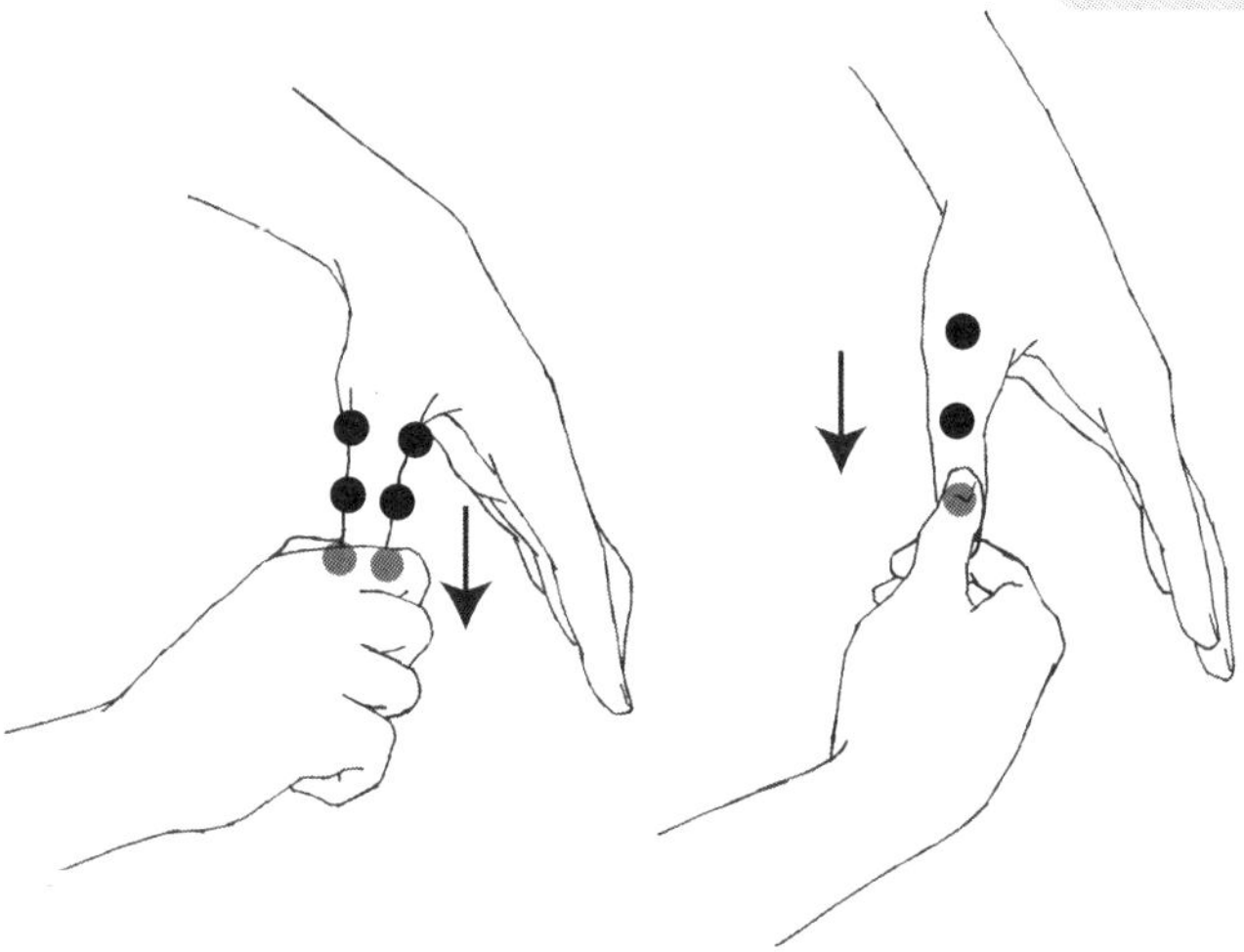

①左の親指を、右の親指と人差し指とで上下からはさみ、親指の指紋部でつけ根から爪の生え際まで、等間隔でおす。甲側の真ん中と左右の側面のそれぞれ３点を包み込むように１点３秒ずつおしながら、指を軽く引っ張ってストレッチする。

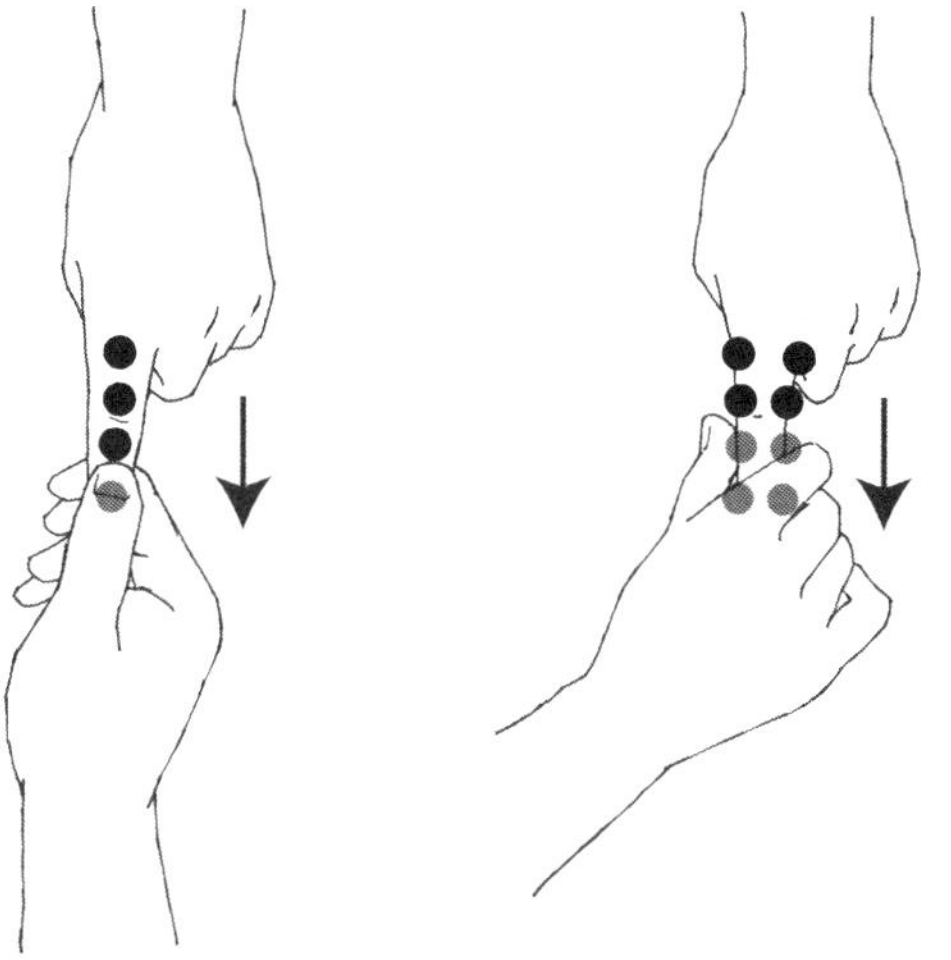

②親指以外の４指も①と同じ要領でそれぞれ４点ずつおす。親指と同じく、それぞれのポイントを包み込むように１点３秒ずつおしながら、指を軽く引っ張ってストレッチ。

③右の指も同じ要領で行う。

「集中力アップ」と「ストレス解消」

長時間、仕事や勉強に没頭していると、どうしても集中力が途切れてきます。

頭がボーッとしてきたり、「あともうひと踏ん張り」というときは、首と頭の後ろの延《えん》髄《ずい》部の指圧をしましょう。

脳に血液を送り込んでいる動脈は、首の前側の左右を走る頸動脈と、首の骨（椎骨）の中の左右を走る椎骨動脈の計4本です。後頭骨下縁にあるポイントの指圧によって、この4本すべてを刺激することができるので、効果はてきめん。脳の血流がいっぺんによくなって、頭がスッキリし、集中力も回復します。

また、延髄はストレスを感知する視床下部と関わりが深く、延髄への循環をよくして働きをスムーズにすることで、ストレスに対応する視床下部の機能を正常に保つことも期待できます。指圧で得られる快感もストレス緩和には効果的なので、相乗効果を望めます。

ストレス解消の指圧ポイント

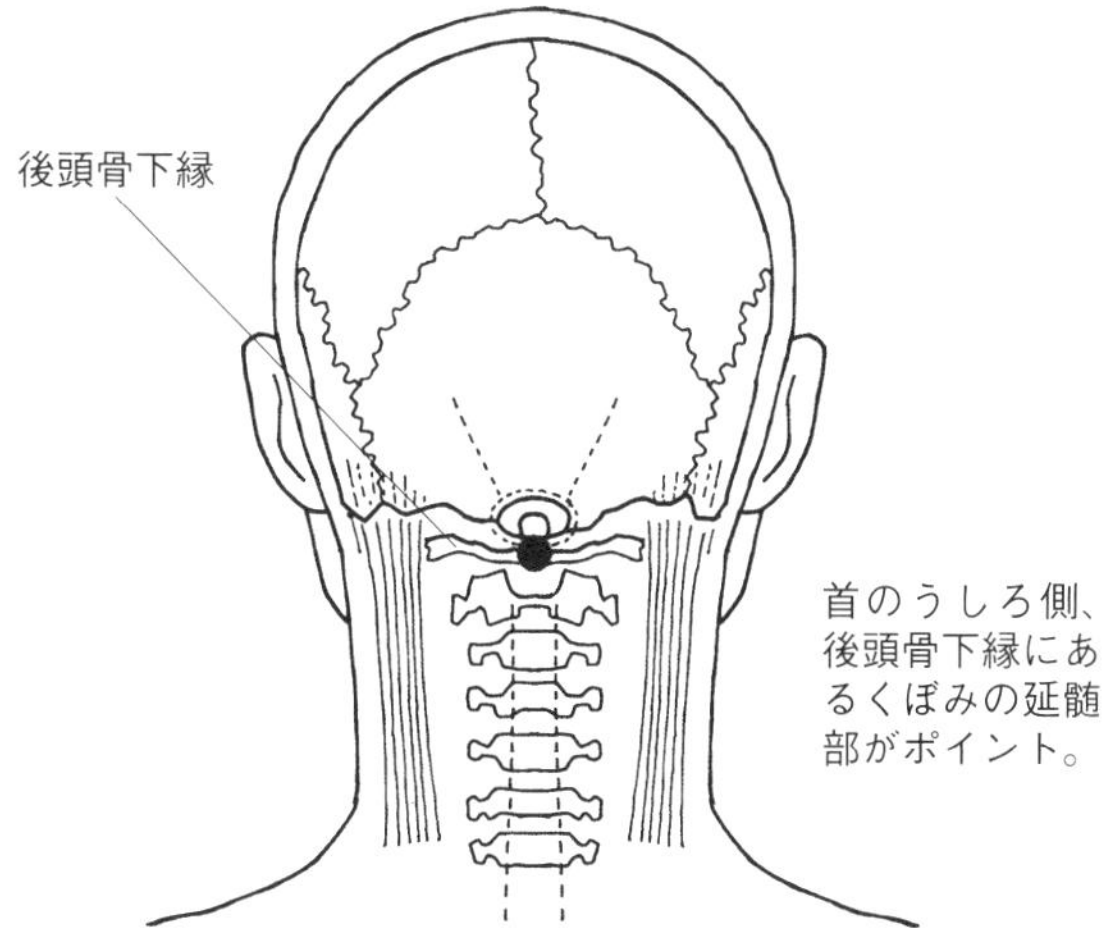
後頭骨下縁
首のうしろ側、後頭骨下縁にあるくぼみの延髄部がポイント。

首の骨（椎骨）の中を走る２本の椎骨動脈は、ちょうど延髄部の上あたりで合一します。延髄部の指圧をするときには、斜め上の方向におし上げるイメージで行うので、２本の動脈から流れ込んでくる血液をまとめて、効率よく、脳内へと送り出すことができます。

手順

①首の指圧を行う（64ページを参照）。

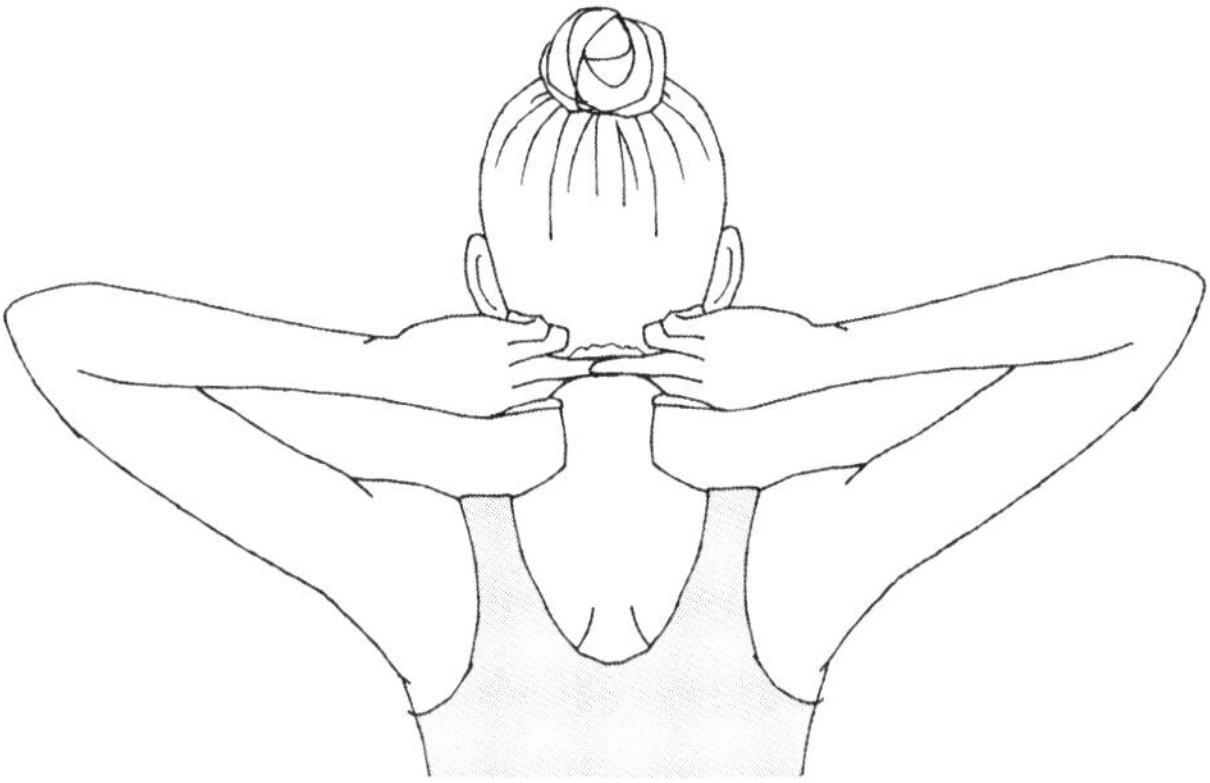

②両ひじを張り、両手の中指の指紋部を重ね合わせて、首の後ろのつけ根のくぼみにあてる。

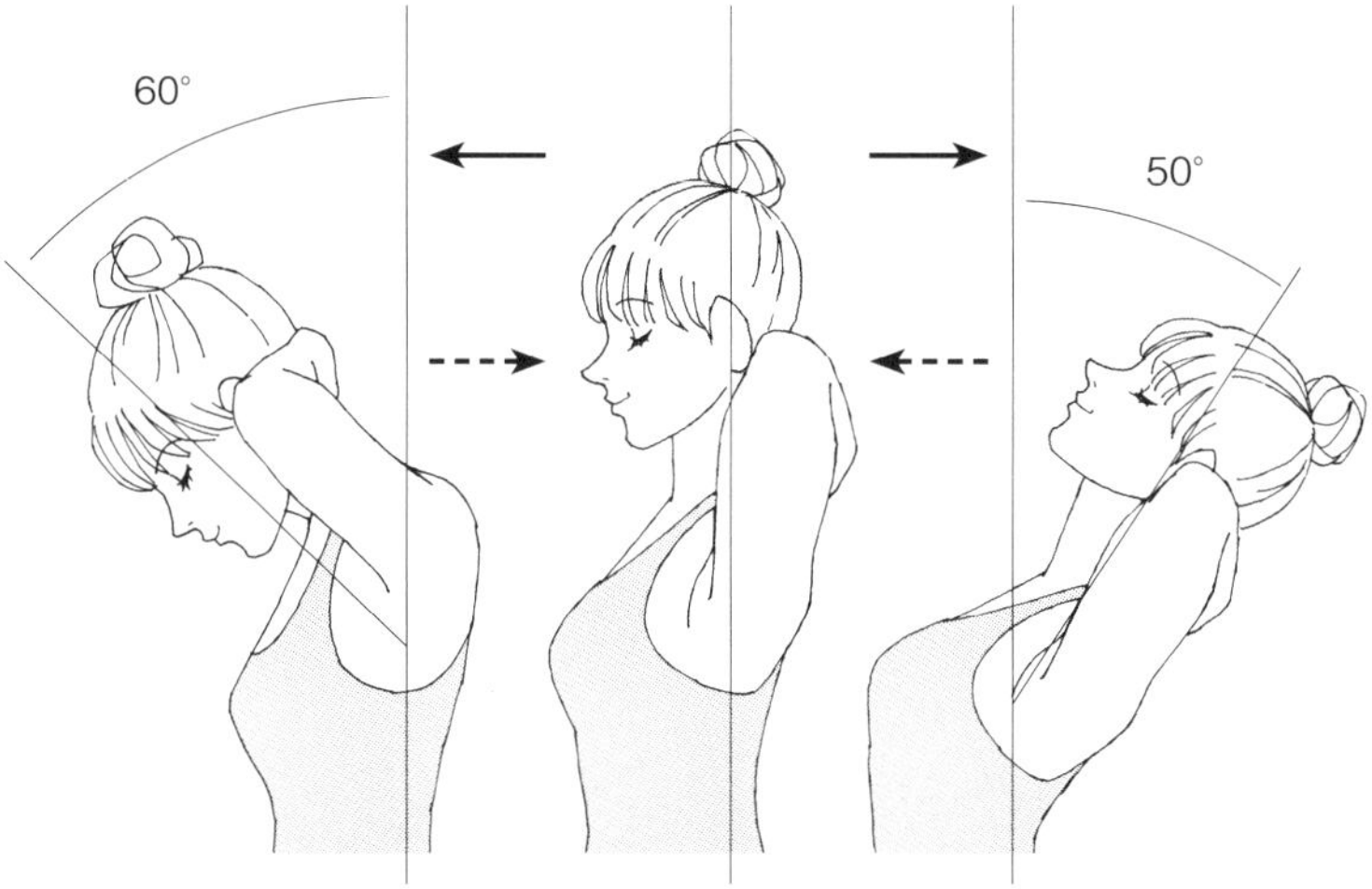

③頭を前に60度倒し、中指の指紋部で延髄部を眉間の方向におしながら頭をゆっくりと起こしていき、そのまま後ろに50度倒したら、頭をまっすぐ前に戻す。一連の動作を３回繰り返す。

注意

頭の中心に向かってポイントをおす。眉間のほうに向かって斜めにおし上げるようなイメージ。

「寝つきをよく」して「不眠」知らず

悩みや心配ごとなどがあると、ふとんに入ってもなかなか寝つけません。翌日のことを考えて「眠らなくては」と焦ると、かえって頭が興奮して、さらに眠れなくなるという悪循環に陥ります。また、ようやく寝ついても眠りが浅く、すぐに目が覚めてしまうこともよくあります。

こういうときは、ふとんに入ってからの指圧がおすすめです。

寝つきの悪さは、脳の活動が止まらなかったり、身体にこもった熱が逃げていかなかったりすることが原因で起こります。

横になってゆっくりと指圧をすることで、緊張していた交感神経が緩み、リラックスモードの副交感神経へと切り替わります。また、全身に血流を促すことで、手先や足先の末端からの熱の放出を促します。

慢性的な不眠に悩んでいるという方は、日常生活を見直すことも大切です。規則正しい三度の食事や運動を心がけ、寝る直前のパソコンやスマホは控えましょう。

また、入浴後すぐにふとんに入ると、体温が十分に下がりきらず寝つけません。入浴は眠る1時間前までに終え、軽くストレッチをするなどして、身心をリラックスさせてから、ふとんに入るようにしてください。自分に合った枕を選ぶなど、寝る環境を整えることも大切です。

睡眠不足は太りやすく認知症も引き起こす

睡眠に関する研究は日進月歩です。

これまでの研究によって、睡眠不足になると、食欲を増進させるグレリンというホルモンが増加し、反対にエネルギー代謝や食欲抑制作用のあるレプチンが減少して太りやすくなることがわかりました。

また、交感神経が緊張してイライラしたり、高血圧になりやすくなること、インスリンの分泌が減少して血糖値が高くなり、糖尿病のリスクが高まること、さらに睡眠中に処理されている老廃物が脳内にたまり、アルツハイマー型認知症を発症する可能性が高まることなどがわかっています。

睡眠不足は万病のもと。

ただし、長い時間眠ればいいというわけではありません。他人から見るとよく眠っているように見えても、じつは眠りが浅くて何度も目覚めたり、いったん目があくとそれから眠れなくなったりして、本人が眠れていないと感じることもあります。

普段から眠りやすい生活環境を整え、指圧による入眠効果も利用しながら、眠るスキルを高めていくことが大切です。

ゆっくりと息を吐きながら指圧することで、気持ちも鎮まり、副交感神経優位の状態に入りやすくなります。

不眠の指圧ポイント

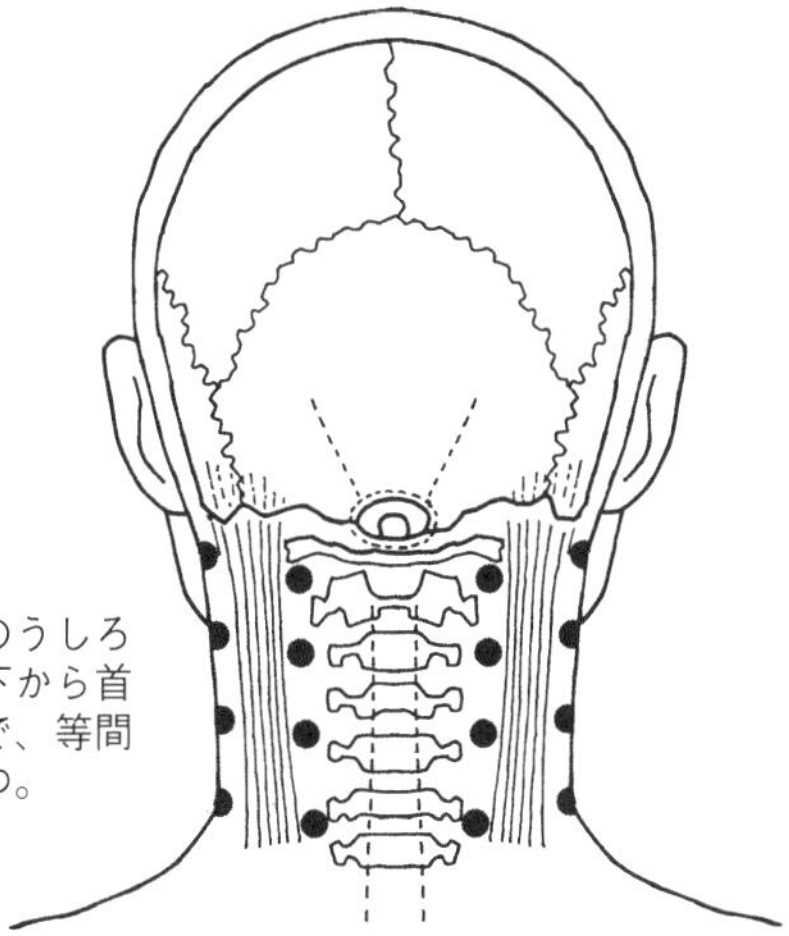

首の横、耳のうしろの骨のすぐ下から首のつけ根まで、等間隔に４点ずつ。

首の骨の左右、後頭骨下縁のすぐ下から首のつけ根まで、等間隔に４点ずつ。

ふとんに入って寝たまま行うことで、頭の重さが指にかかり、効果が高まります。

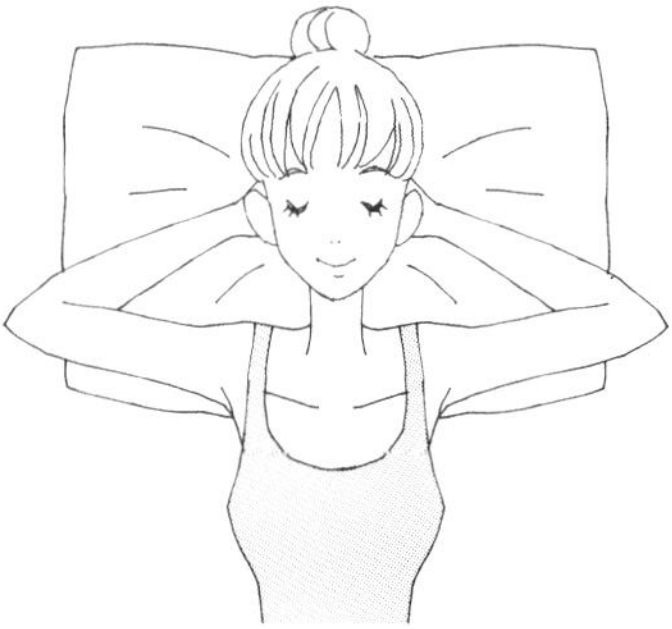

手順

①ふとんに入ったら仰向けに寝て首の指圧を行う（64ページを参照）。

②頭と枕の間に手を入れる。

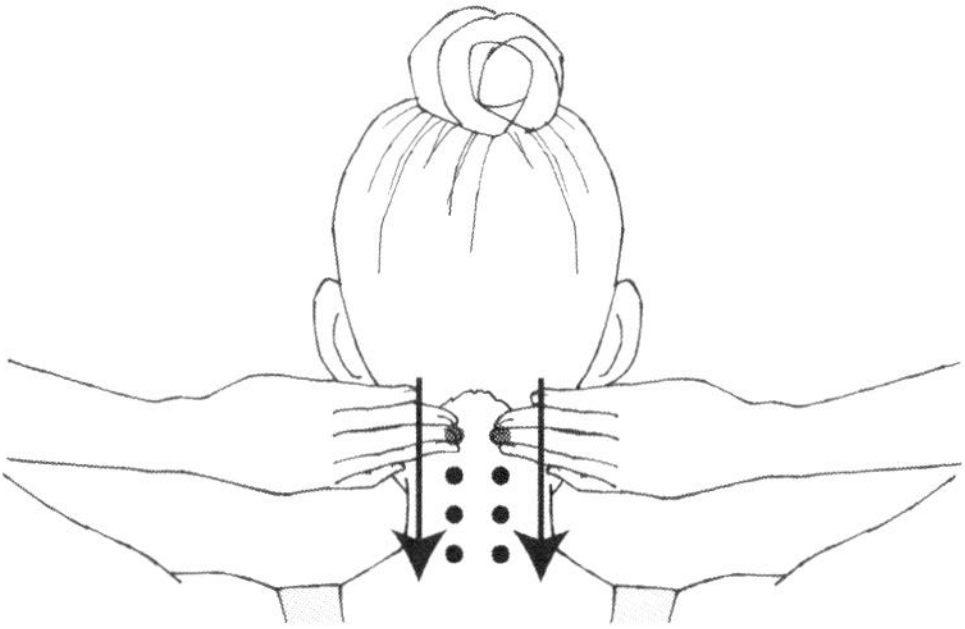

③左側のポイントから行う。後頭骨のすぐ下、首の骨の左側に左手の３指をあて、そこから、いちばん下のポイントまで、頭の重さを利用しながらおす。１点３秒３回ずつ行ったら、右側のポイントも右手の３指で同じ要領で指圧する。

注意

中指の指紋部を指圧ポイントにあてる。首の骨はおさないよう、注意して行うこと。

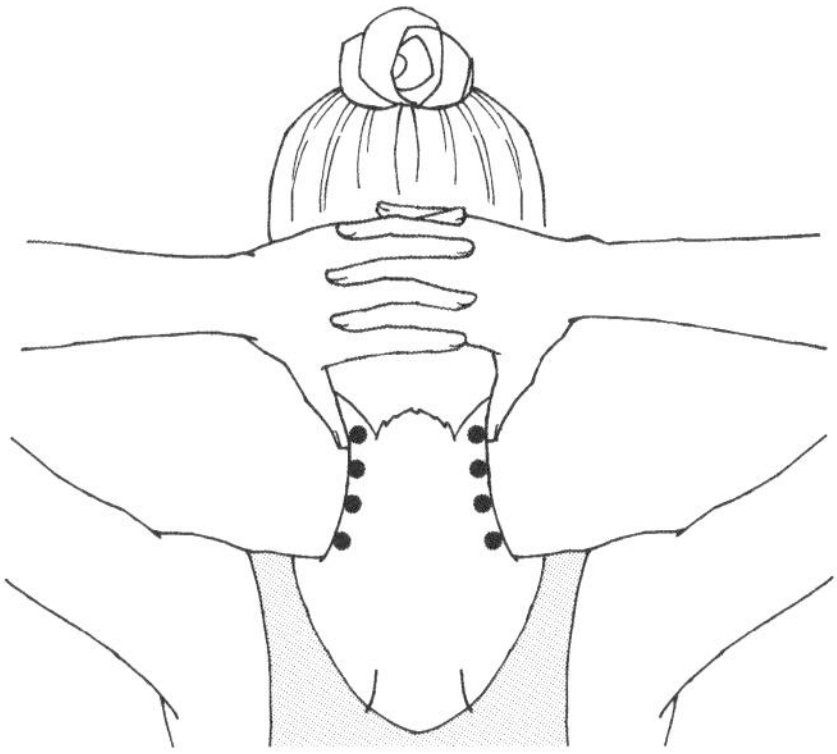

④ひじを張るようにして両手を組んで後頭部にあてる。両手の親指の指紋部をそれぞれ首の横のいちばん上のポイントにおき、そこから上から順に左右同時におす。おすときは、枕に頭を沈めるように後屈せさて、両手の親指の指紋部に頭の重みをかけ、３秒キープしたら頭を緩める。１点につき３回ずつ繰り返す。

注意

頭の重みでおすイメージで行う。

腸を整え、自然に「便秘」がなくなる

腸は、身体の中で最大の免疫組織であり、健康を保つのに大切な器官ですが、ストレスに弱く、調子を崩しやすい部位でもあります。

大切な腸の調子を整え、健康を守るには、おなかまわりの指圧が有効です。

さらに、多くの女性が悩んでいる便秘、とくに慢性便秘の場合には、おなかの左下の部分の指圧を加えます。

ここには、便を大腸から直腸・肛門へとおし出す最後の砦《とりで》であるS状結腸があります。ここを毎日念入りに指圧することが、頑固な便秘改善への近道です。

なお、偏った食事や運動不足なども、腸のトラブルや、ひいては便秘をもたらす原因になります。規則正しい食生活を心がけ、食物繊維を多くとり、腹筋を鍛えることも、便秘解消に非常に有効です。

便秘の指圧ポイント

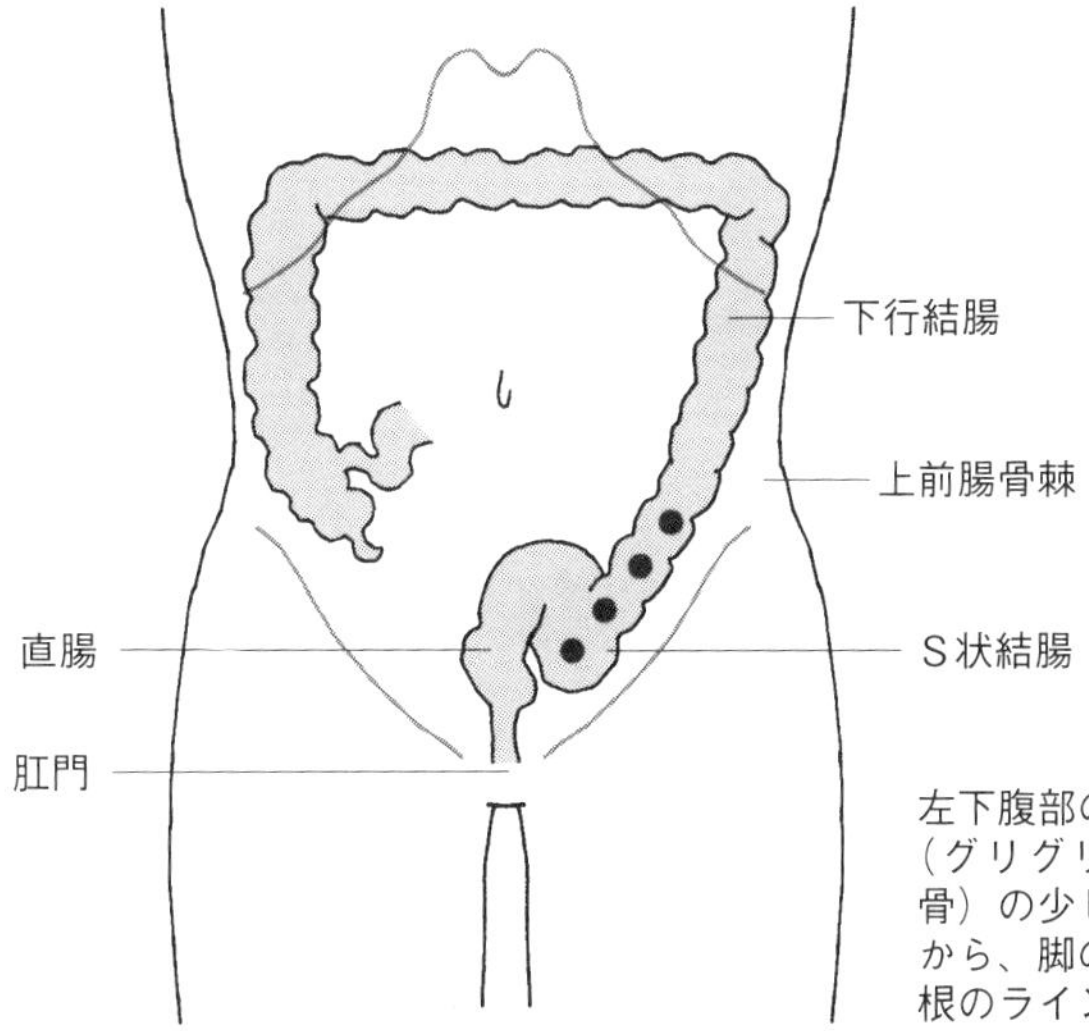

左下腹部の腸骨（グリグリする骨）の少し内側から、脚のつけ根のラインに沿って3センチずつ下へ4点。

便秘症の方は、指圧をするときに、軽く、振動を加えるようにしてみてください。

手順

①おなかまわりの指圧を行う（84ページを参照）。

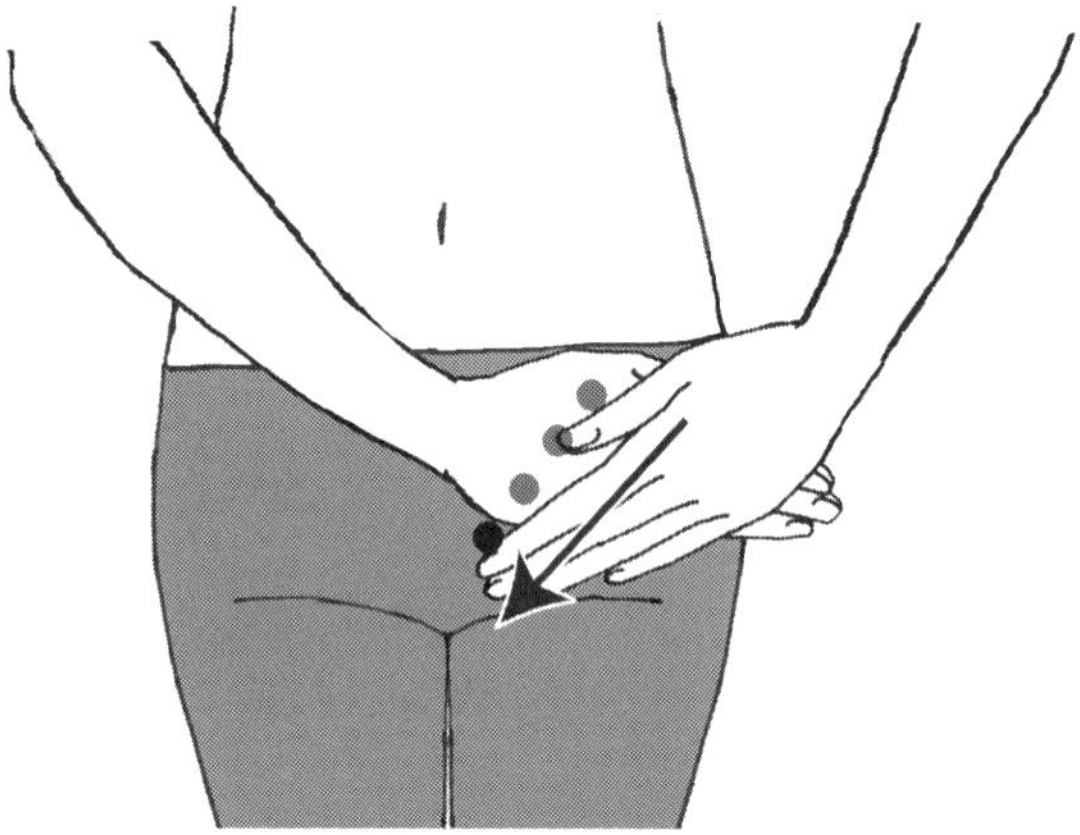

②いちばん上のポイントに、利き手の母指球（親指のつけ根）をあて、反対の手を上から添える。いちばん下のポイントまで1点3秒3回ずつ4点をおす。

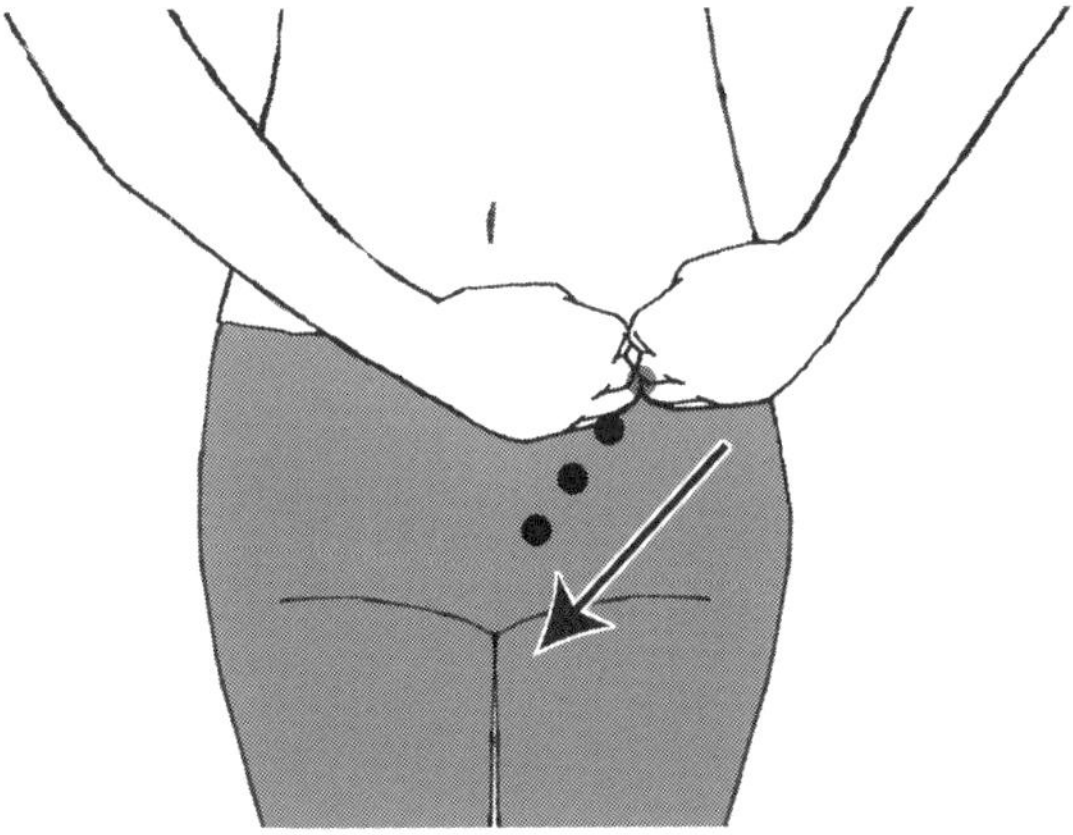

③最初のポイントに戻り、今度は両手の３指をそろえ、中指の指紋部がポイントにあたるようにして、上から順に１点3秒3回ずつ4点をおす。

注意

両手の中指の指紋部が指圧ポイントにあたるようにし、3指すべての指紋部に力を入れながら指圧する。

シワとり、くすみとりで「マイナス10歳顔」に

同じ年齢でも、若く見える人と、老《ふ》けて見える人とがいます。

こうした「見た目年齢」の差はどこからくるのでしょうか。

肌年齢には、食事や睡眠などその人の生活習慣が大きく関与しています。また、顔には30種類以上もの筋肉、「表情筋」があり、この筋肉のハリも見た目に大きく影響します。もうひとつ、見逃せないのが顔の血行です。

血液の循環が悪いと、肌のすみずみまで十分な栄養が行き届かず、皮膚細胞の新陳代謝が衰えてターンオーバー（生まれ変わり）の速度が乱れやすくなります。また、皮膚（表皮・真皮《しんぴ》）の下にある皮下組織の細胞、さらにその下の筋肉の細胞も衰えて、肌の弾力が失われていきます。

皮膚の生まれ変わる速度が遅くなるということは、それだけ古い細胞が顔面に残り続けるということ。すると顔色はどんどんくすみます。くすみは不健康に見えるばかりか、見

た目年齢を大幅に上げてしまいます。

加えて、その下の皮下組織や筋肉も衰え続ければ、どんどんシワやたるみも増え、いわゆる「老け顔」になってしまうのも当然です。

美肌のためにリンパマッサージを行う人も多いようですが、いち早く顔の血液循環を改善して、若々しい素肌を取り戻すには、動脈を直接刺激する指圧が有効です。

また、たまにフェイシャルエステなどで化粧品などの有効成分を経皮吸収するのもよいですが、セルフ指圧を毎日行うほうが継続的に効果を得られますし、時間もお金もかかりません。

頭皮の指圧でツヤツヤ髪に！

さて、頭と顔は一枚の皮膚でつながっていて、同じ外頸動脈から運ばれる血液が流れ込んでいます。

美肌のためのセルフ指圧では、顔だけでなく頭の指圧もあわせて行うことで、大きな美肌効果を得られますが、それだけではありません。頭の指圧によって、もうひとつ若返り効果が生まれます。

それは、髪です。

髪がツヤツヤしていると、それだけで生き生きとした若さが感じられるものなのです。髪もまた、見た目年齢を左右する大きなポイントです。個人差はあるものの、男女を問わず加齢とともに毛量が減少し、髪の質も衰えるため、年齢が出やすいのです。頭のセルフ指圧によって頭皮を刺激すると、毛根への血流が促され、髪の先にも栄養が行き届くようになります。

顔と頭とをあわせて指圧することで、頭部全体の肌機能が活性化されると、肌も髪も一度に若さを取り戻すことができて一石二鳥。一気に見た目年齢を引き下げることができるのも、本書でご紹介する美肌のためのセルフ指圧の特徴と言えるでしょう。

美肌のためのセルフ指圧ポイント

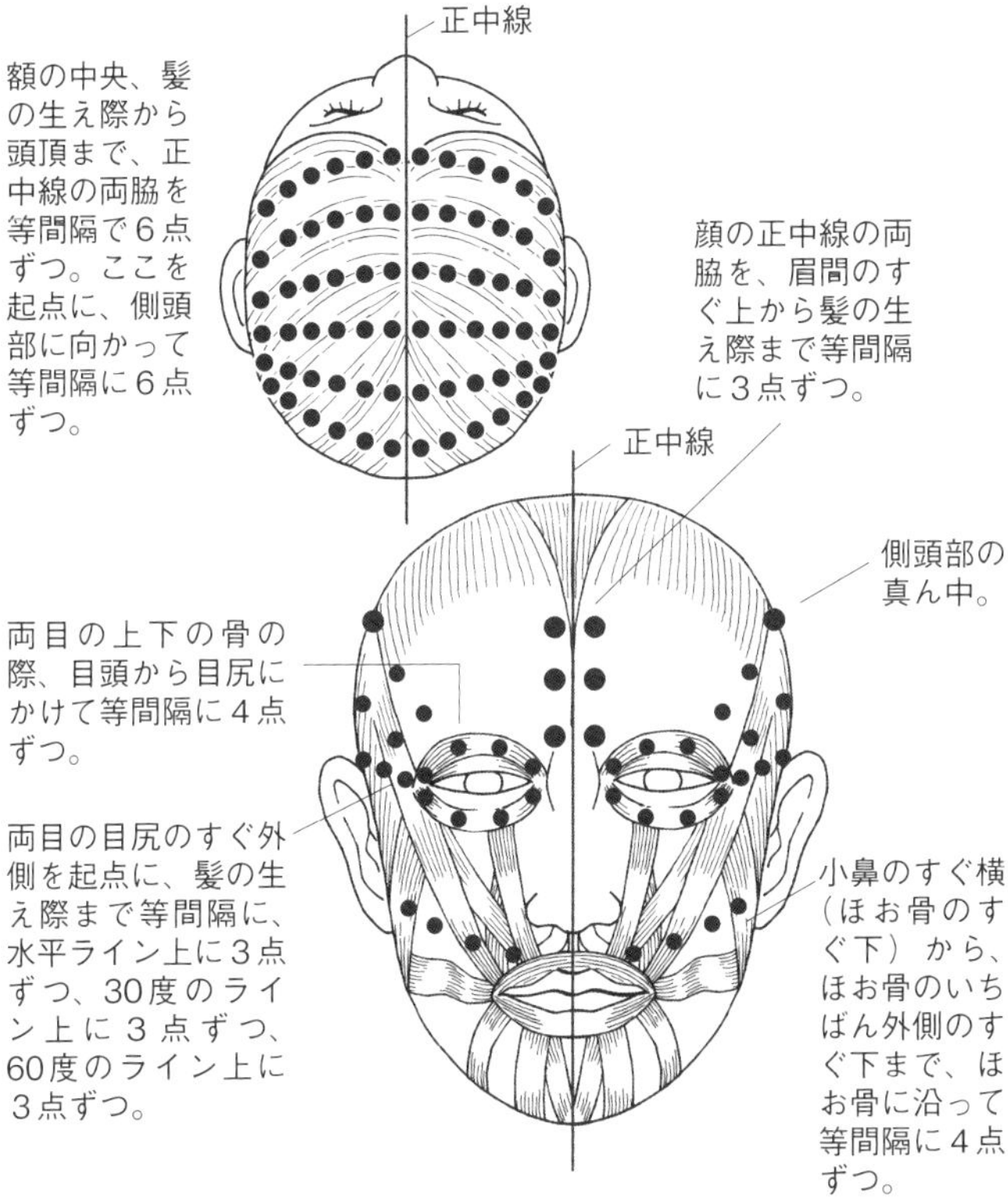
正中線
額の中央、髪の生え際から頭頂まで、正中線の両脇を等間隔で6点ずつ。ここを起点に、側頭部に向かって等間隔に6点ずつ。

顔の正中線の両脇を、眉間のすぐ上から髪の生え際まで等間隔に3点ずつ。

正中線
側頭部の真ん中。

両目の上下の骨の際、目頭から目尻にかけて等間隔に4点ずつ。

両目の目尻のすぐ外側を起点に、髪の生え際まで等間隔に、水平ライン上に3点ずつ、30度のライン上に3点ずつ、60度のライン上に3点ずつ。

小鼻のすぐ横（ほお骨のすぐ下）から、ほお骨のいちばん外側のすぐ下まで、ほお骨に沿って等間隔に4点ずつ。


顔面や頭皮の下を走る動脈に血液を送り込んでいるのは、首の前側の左右の総頸動脈です。頭部全体への血液量を増やすため、必ず首の指圧から始めます（必ず片方ずつ行う）。

額や目のまわりなどシワのできやすいところや、抜け毛の気になるエリアは、ゆっくり時間をかけながら、少し強めの指圧を丁寧に行いましょう。

手順

①首の指圧を行う（64ページを参照）。

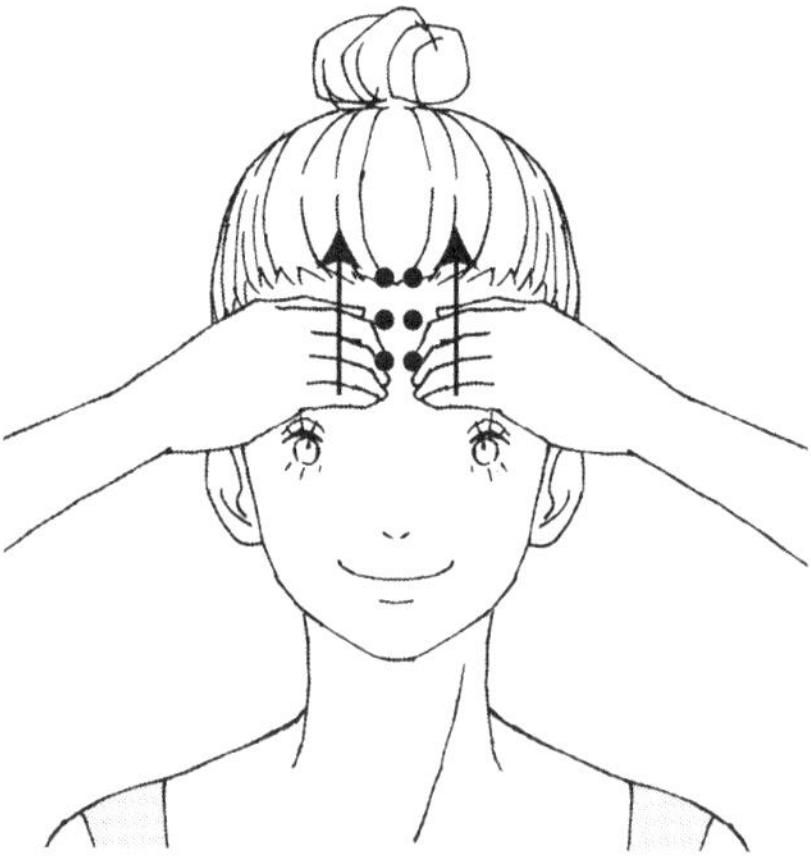

②人差し指・中指・薬指の３指で、額のポイントを下から上へと、左右同時に指圧していく。１点３秒３回ずつ。

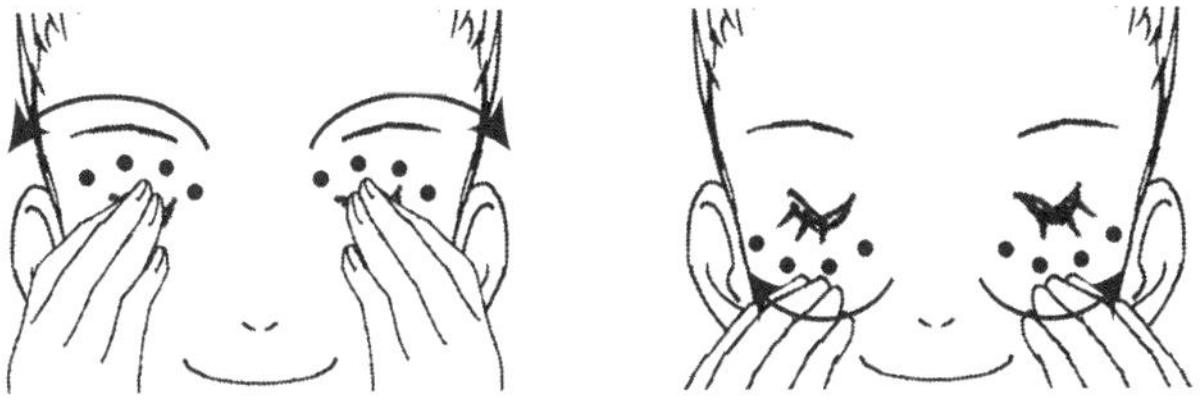

③軽く両目を閉じ、3指で、両目の下の骨の際を、目頭から目尻に向かって4点、左右同時におす。1点3秒3回ずつ行ったら、同じ要領で、目の上の骨の際を、目頭から目尻にかけておす。眼球をおさないように。

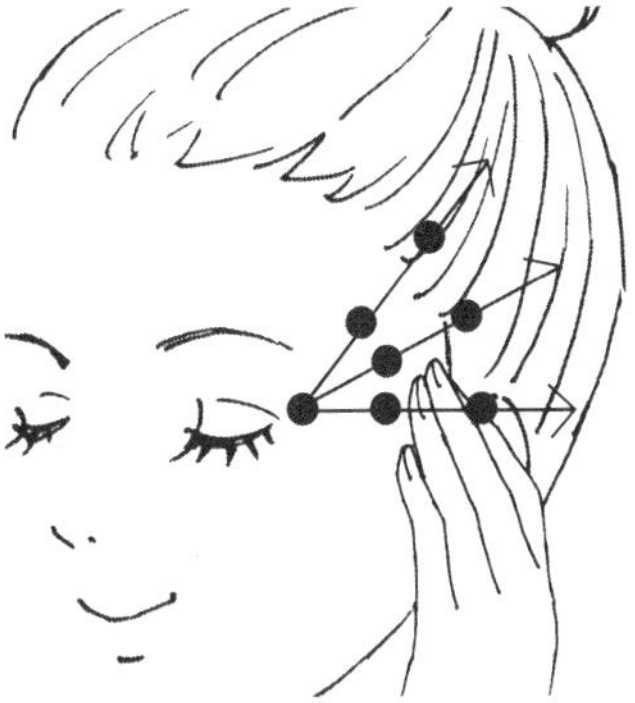

④目尻のすぐ外側から水平のライン、30度斜め上に向かうライン、60度斜め上に向かうライン上の3点を、3指で1点3秒3回ずつ左右同時におす。

注意　中指の指紋部を指圧ポイントにあて、3指すべてに力を加えて行うこと。また、眼球はおさないよう、気をつけながらゆっくりと行う。

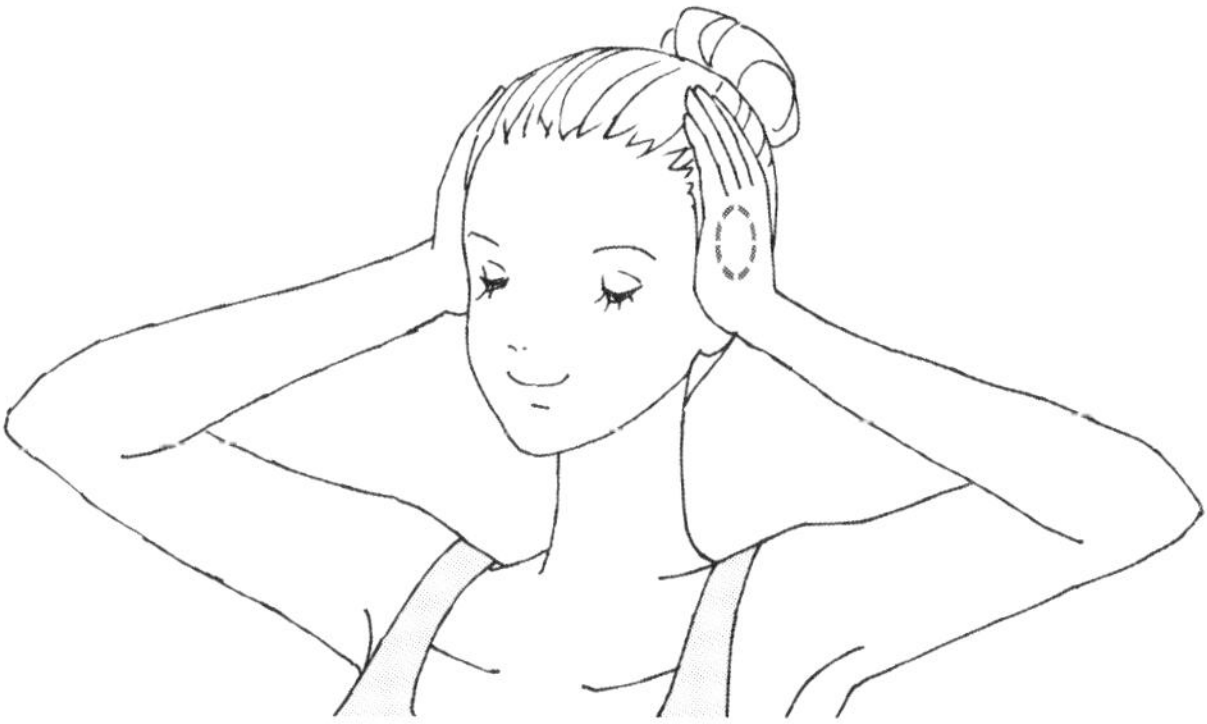

⑤側頭部の真ん中に両手の手のひらをあて、手のひら全体を頭に密着させて指圧する。

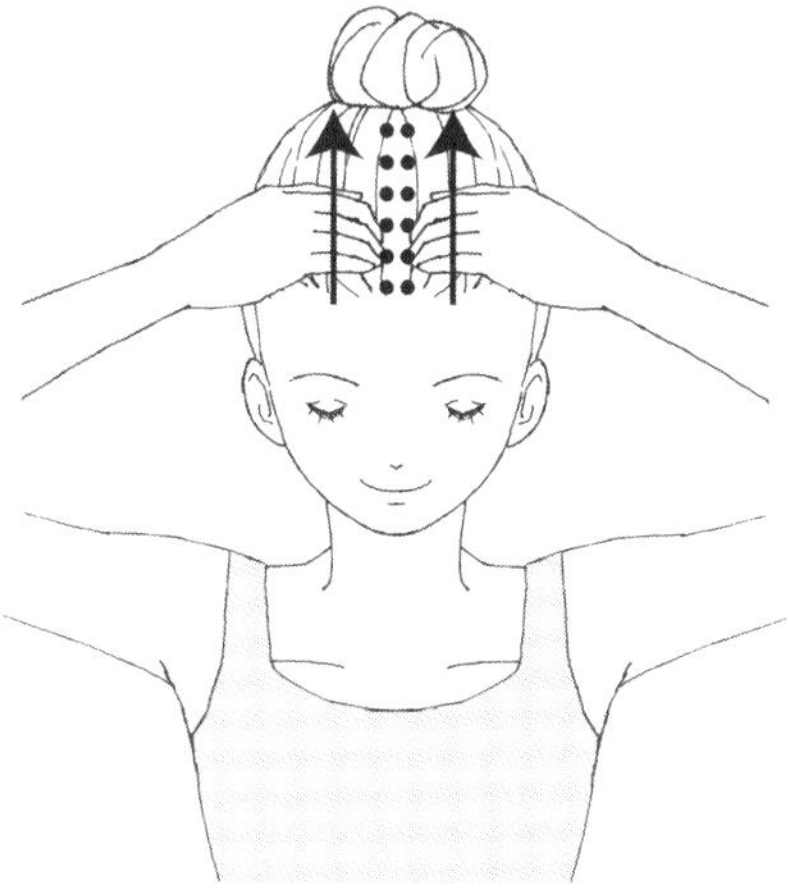

⑥３指を、髪の生え際の指圧ポイントにあて、そこから頭頂に向かって、正中線の両脇を等間隔で６点ずつ、左右同時におす。１点３秒３回ずつ。

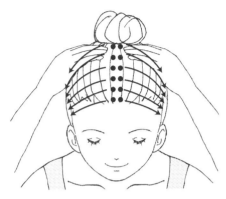

⑦⑥のポイントを起点に、左右の側頭部に向かって、等間隔で６点ずつ１点３秒３回ずつ指圧していく。頭頂のポイントから始め、側頭部まできたら、ひとつ下（ひたい側）の起点に移動。

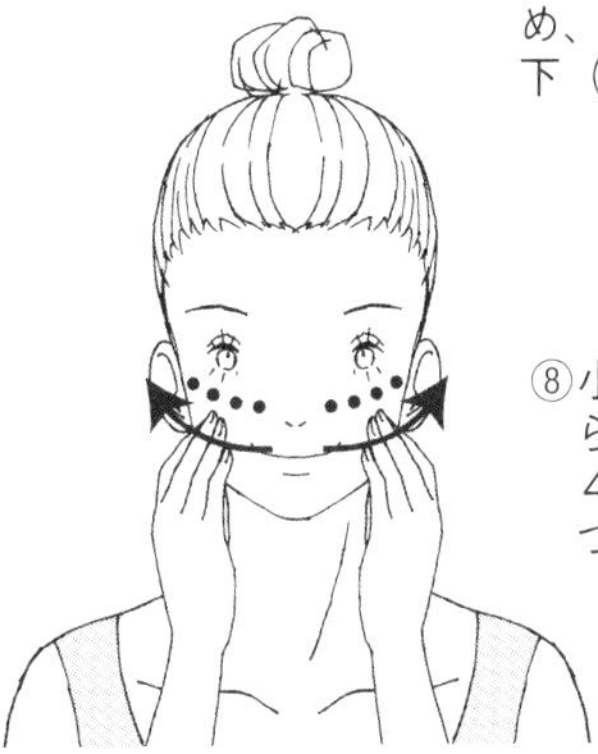

⑧小鼻のすぐ横のポイントから、ほお骨に沿って等間隔で４点、３指で１点３秒３回ずつ、引き上げるようにおす。

注意

ほお骨に沿って、筋肉をおし上げるようにして行う。ほおの筋肉を刺激して、リフトアップ効果が得られる。

表情筋を鍛える指圧トレーニング

顔には、口や目、眉、鼻などを動かすための「表情筋」と呼ばれる筋肉が30種類以上ついています。それらの筋肉が相互に作用して、複雑な表情を作り出しています。

手足の筋肉と同じように、顔の筋肉も使わなければどんどん衰えます。シワやたるみ、ほうれい線などは、皮膚そのものの衰えだけでなく、皮膚を下支えしている筋肉の衰えによるところが大きいのです。どんなに顔面への血流を促しても、筋肉を使わなければ、美肌効果は上がりません。

ところが、普段の生活で日本人は欧米人に比べて顔の筋肉を20パーセントぐらいしか使えていないと言われます。確かに、欧米人は表情豊かで華やか、日本人は表情が乏しく地味という世界共通のイメージがあります。私たち日本人も、もっと豊かな表情を心がけることで、顔の筋肉が自然に鍛えられれば、顔全体がリフトアップして今よりメリハリのある顔立ちになるはずです。

とはいえ、表情というのはその人の長年の習慣によるところが大きいもの。

「表情豊かになりましょうと言われても、すぐにはできません」

そのような声も聞こえてきそうですね。

そこで、簡単に表情筋を鍛えながら、なおかつ頭部の血流を促すトレーニングをご紹介しましょう。思いっきり笑顔になったときのように、口角《こうかく》をクッと上げて行うのがポイントです。

試しに、口角を思いっきり上げてみてください。コツは、口角をほおに向かって斜めに引き上げること。これだけで、口輪筋、口角挙筋、頬筋、笑筋などたくさんの表情筋が鍛えられます。

このトレーニングを行うことで、こり固まっている顔の筋肉がほぐれ、首を動かすことで頭部への血流もよくなるので、セルフ指圧の効果はさらに高まります。

手順

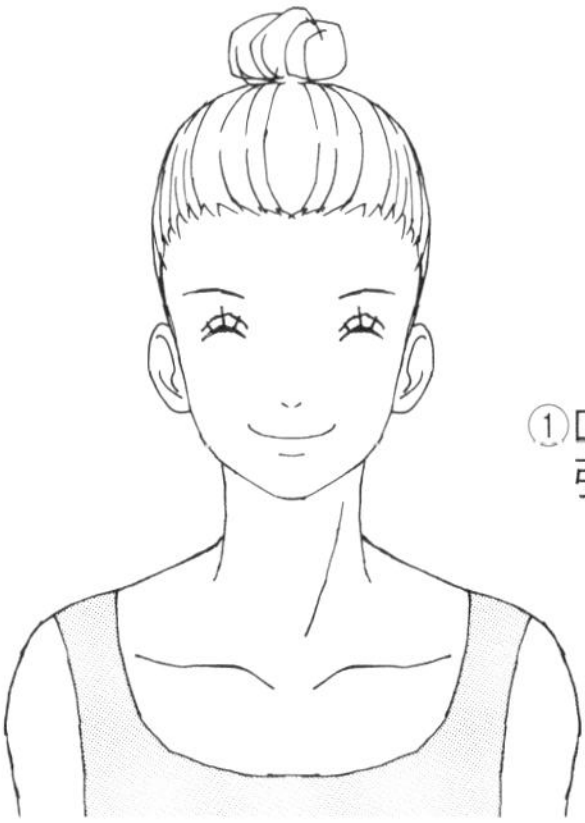

①口角を思いっきり引き上げる。

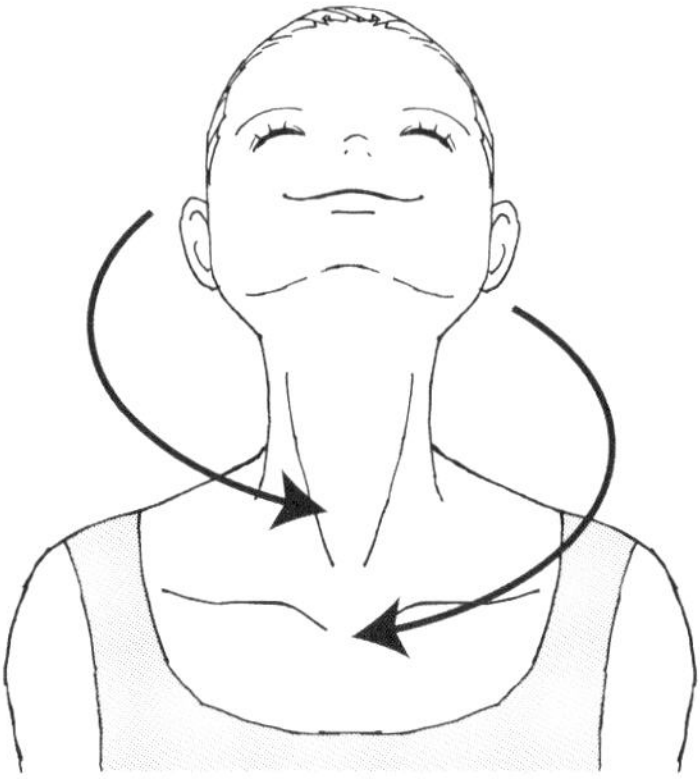

②あごをぐっと突き出すようにして天井を見上げ、3秒間キープしたら、首をゆっくりとまわす。まず右まわしを3回、次に左まわしを3回行う。

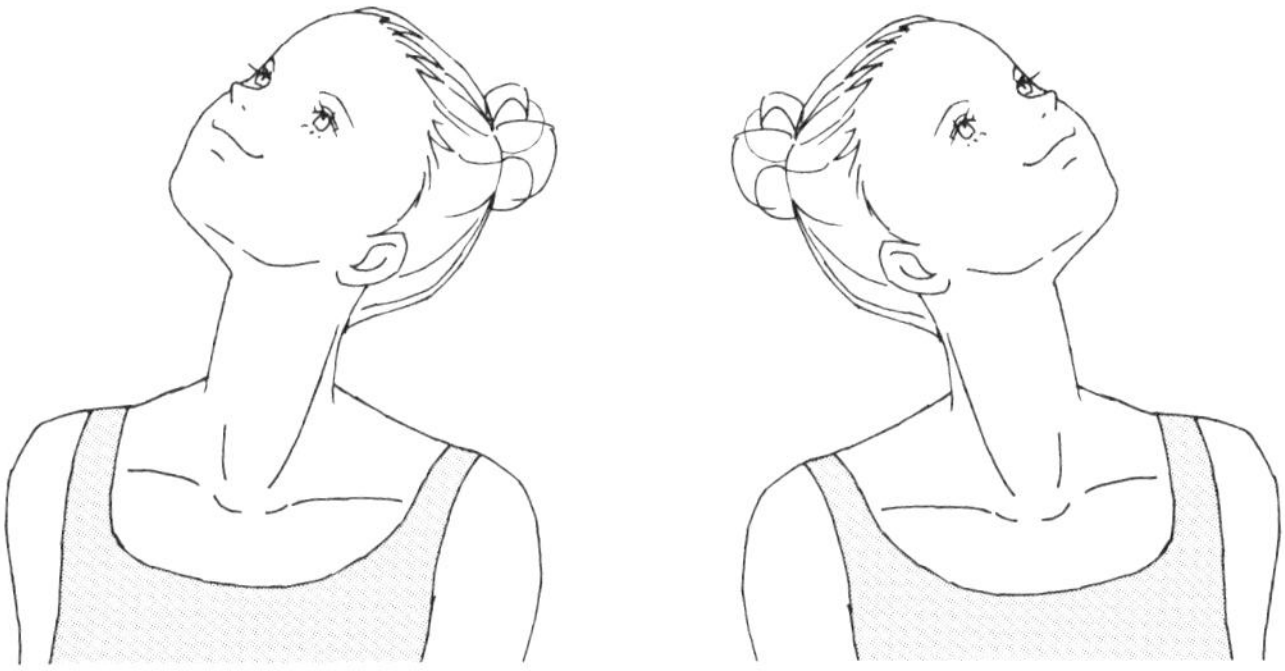

③天井を見上げて３秒キープしたら、今度は首を軽くひねるようにして右上、左上とあご先の角度を変えて、それぞれ３秒間ずつキープする。

注意

口角を上げて、笑いながら行うのがポイント。

おわりに

私は、出産時の体重が２０００グラムという、当時としては未熟児（現在の低出生体重児）でした。妊娠期間は十分でしたが、母がいわゆる妊娠中毒症（妊娠高血圧症候群）だったことが原因のようです。町の小さな診療所で取り上げられたため、生命維持装置のついた小さなボックス（閉鎖式保育器）に入ることもなく家に帰されたものの、自力でお乳を飲むこともできなかったそうです。

そのような私の姿を見て不憫《ふびん》に思った父は、「指圧でこの子を元気にしてみせる」と決意をし、祖父と交代で、小さな私のおなかに触れるか触れないかぐらいの羽のようにソフトな指圧を毎日ほどこしたそうです。すると、少しずつ元気になってお乳を飲めるようになり、３カ月後には標準体重に達し、すくすくと順調に成長していったそうです。

私自身の記憶としては、幼稚園のころからとにかく丈夫で元気でスポーツ万能、小学校・中学校を通して学年でいちばんの俊足でした。また、物心ついてからずっと祖父や父、その二人が多忙になってからは母に指圧をしてもらっていたことも、はっきりと覚えています。昼間思いっきり運動をして、夜はふとんの中で寝ながら指圧をしてもらう。その心地よさを、子どもながらも堪能していたのです。

そうして、指圧のおかげで、生まれたときのハンデを乗り越え、まわりを追い越すほど元気に成長することができたのです。

そのように生まれた直後から指圧を受け、指圧の心地よさを味わいながら育ってきた私が、祖父や父に続いて指圧の世界に入ったことはいわば当然のことだったと思います。

もちろん、そうして自分自身が指圧師として人さまに指圧をするようになってからも、私の治療院のスタッフから定期的に指圧を受け続けています。

指圧で培われてきた基礎体力のおかげで、50歳になって空手の黒帯をとることができましたし、いまも年間を通してサーフィンを楽しむことができています。

同年代の友人には、会うたびに「浪越は本当に若いなぁ。お前を見ているとやっぱり指圧は効くんだなぁと思うよ」と言われます。

誰よりも指圧の恩恵を受けてきたからこそ、身をもってその素晴らしさをお伝えしたい。

そのように考え、指圧の普及のために、年中、飛行機で世界中を飛びまわっています。この本も、ニューヨークのセントラルパークにあるストロベリーフィールズで原稿チェックを終えました。ここはジョン・レノンが愛した場所です。折しも今日は、ビートルズが50年前に日本の武道館で初めてのコンサートを行った日です。

連日多忙なスケジュールですが、時差ボケに苦しむことなく、普及活動に努めることができているのもまた、指圧のおかげです。

本当に指圧に助けられた人生だと、自分でもつくづく感じます。

今、本書を手にとってくださっているみなさまにも、指圧の素晴らしさが伝わりますよう、そして、実践されたすべての方が、健康で幸せな人生を手に入れられますことを、心からお祈りしています。

浪越　孝

２０１６年６月29日　ニューヨーク・ストロベリーフィールズにて

著者略歴

あん摩マッサージ指圧師（国家資格）。祖父は指圧の創始者・浪越徳治郎氏。一九六三年に東京都に生まれる。大学在学中に指圧の道に進むことを決意、祖父徳治郎について浪越指圧の秘伝を学ぶ。二〇〇八年に「浪越孝SHIATSUサロン」をオープンする（東京・帝国ホテルプラザ四階）。国内外の数多くのVIPが通院。親子三代で吉田茂総理以下、小泉純一郎総理まで総理一三人が指圧治療で通院。二〇一〇年に国際指圧普及財団理事長に就任、指圧の海外普及にも力を注いでいる。著書に『ふくらはぎ指圧で全身健康になる！』（学研パブリッシング）がある。

血管《けっかん》指圧《しあつ》で血流《けつりゅう》をよくし、身心《しんしん》の疲《つか》れをスッと消《け》す！

——秘伝《ひでん》！即効《そっこう》のセルフ動脈指圧術《どうみゃくしあつじゅつ》

二〇一六年八月七日　第一刷発行

著者　浪越《なみこし》　孝《たかし》
発行者　古屋信吾
発行所　株式会社さくら舎　http://www.sakurasha.com
東京都千代田区富士見一-二-一一　〒一〇二-〇〇七一
電話　営業　〇三-五二一一-六五三三　FAX　〇三-五二一一-六四八一
編集　〇三-五二一一-六四八〇
振替　〇〇一九〇-八-四〇二〇六〇

装丁　石間　淳
本文組版　朝日メディアインターナショナル株式会社
イラスト　須藤裕子
印刷・製本　中央精版印刷株式会社

ISBN978-4-86581-064-6